底なしの闇の［癌ビジネス］

ケイ・ミズモリ［著］
船瀬俊介［推薦］

ヒカルランド

はじめに

病院の収益の3分の1はガン患者が生み出す！

読者にとって、本書は「朗報」であり、「危険」であり、「難題」を与えるものとなるだろう。朗報は、長らく表に現れることのなかった情報、すなわち、何十年も前にガンの原因が発見され、その治療法も確立され、利用できる状態に至っていたことを、今ようやく報告できることにある。一部の例外を除いて、治癒《ちゆ》率は極めて高い。治療法も決して1つではなく、いくつも存在する。本書では、そんな代表的な治療法をいくつか紹介する。これは、革命的なことであり、間違いなく朗報である。

一方で、本書は極めて危険である。読者もご存じのように、現在、ガン治療には、外科手術、放射線療法、化学療法などがある。ガン患者が医療機関で治療を受けることになれば、多くの場合、これらの2つ、あるいは3つがセットで行われる。これは患者にとって非常に大きな負担となり、当然、何日間も入院する必要がある。たとえ国民健康保険が効くとしても、出費も馬鹿にならない。検査から治療まで、1人の患者に対して高価な薬剤や医療機器がいくつも使われ、医師や看護師など多くの人々が長時間に及んで関わるため、当然と言えば当然である。患者にとっても、医師や医療関係者にとっても、ガン治療は一大イベントだ。

病院は収益の約3分の1をガン患者に依存していると言われている。多くの人々がガン克服を目指してきたため、良くも悪くも、ガン治療は巨大市場という副産物を生み出してきた。医療機器メーカーや製薬会社は、大金を投じて最新の商品開発にしのぎを削っている。このような現実は、それ自体、おかしなことではないであろう。

だが、これから本書で紹介する治療法は、検査においていくらか既存の医療機器を必要とするが、特に最先端の技術や機器を要しないものばかりである。それは、今後の病院の在り方、医療機器メーカーの在り方、製薬会社の在り方に大きな見直しを迫るものとなりうる。つまり、医療業界に激震を与え、市場規模の大幅縮小が余儀なくされ、多くの医療関係者が職を失うことにつながる。このため、これまで朗報がなかなか世間に伝えられなかったのであり、それこそが朗報がもたらす「危険」の1つである。

そして、「危険」である理由はもう1つある。本書では、主に海外で実践されてきた代替療法のいくつかを紹介する。中には、本来有害とみなされる成分を服用する治療法もある。しかも、それらは簡単に入手でき、保険が効かなくとも、月数百円程度で自ら実践できてしまう現実がある。

本書を読むうえでの注意すべきこと

本書では、あくまでもそのような治療法が存在し、実践した人々が意外にも成果を上げているという情報を含めているのみで、筆者は決してそれを読者に勧めるものではない。そもそも、筆者は医師ではなく、臨床試験等で検証した訳でもない。海外の研究者らによって行われ、得られた成果を本書で報告しているにすぎない。たとえ、海外で外国人が成功したケースが多々報告されているとしても、読者は本書のみを参考にして、独断で真似ることがないよう、ここで約束していただきたい。そのうえで、はじめて本書を読み進めていただきたい。

また、インターネットが普及する以前にはあまり問題とされることはなかったが、近年では、間違った情報が簡単に広がってしまう恐ろしい現象が多々見られる。例えば、最初は、実際にある本を読んだことのある人物が、自身のホームページやブログ、SNS等で、その内容に関して紹介したり、感想を書き込むことからスタートする。だが、その投稿者は、必ずしもその本の内容をありのままに要約・紹介できているとは限らない。事実誤認の偏《かたよ》った紹介がなされていたとしても、人気サイトの運営者が記したことであれば、それは広がっていく。時に、著者の主張とまったく正反対の要約がなされているケースもある。

筆者自身も同様の体験をしたことがある。筆者が拙著において、「AはBではなくCである」と記していたにもかかわらず、「AはCではなくBである」と主張したものと間違って解釈した者がいた。読解力に問題があったのか、意図的に捻じ曲げたのかは不明だが、その人物は、そのように自身の間違った解釈をインターネット上で紹介した。その情報はすぐに広がっていき、「AはCではなくBである」という主張はおかしいとわざわざ筆者に対して指摘する人々が現れるようになった。筆者は「AはBではなくCである」という詳細を拙著に記していたため、まったく訳の分からないことであった。だが、のちに分かったことは、筆者に意見してきた人々は、実際には拙著を読んでおらず、他人のブログやSNS等での言葉を情報源として、読んだつもりになっていただけだった。間違った情報に触れた人々が、さらにその情報を広める中、巡り巡って筆者のところにも伝わってきたのだ。つまり、実際に大本の情報源である本を読んだ人よりも、インターネット上の他人の読書感想文を読んで、読書したつもりになっている人々の方が圧倒的に多く、しかも間違った情報を得ていたのである。残念ながら、ネット社会において、このような問題は頻発している。

本書には、極めて慎重な判断を要する情報が多々記されている。読者には絶対に行わないでほしいという前提条件で紹介する海外の奇抜な療法もいくつかある。それらは、並行して同時になされるべきことや、いくらかの条件付きではじめて有害性を緩和し、効果が期待されるものと考えられている。つまり、要約を他人に伝えることが不可能な種類の情報が本書において扱われているのだ。もし、誰かが詳細を省いた要約をインターネット上に書き込めば、場合によっては、中途半端な情報をそのまま受け止めた者が大変危険な行為を犯し、死者が出る可能性もあり得るだろう。

そのため、読者は安易に本書の内容の一部のみを他人に紹介することは控えていただきたい。もちろん、長文引用の際は出版社に許可を求めていただきたい。インターネットでは、「まさか」と思われるようなことが起こり得るのだ。読者には、安易な行為が極めて「危険」につながる可能性があることをご理解いただき、ぜひともご協力をお願いしたい。

そして、最後に本書は読者に難題を与える。読者は、危険にさえ気をつければ、本書によって、ガンの原因だけでなく、その治療法を知ることになる。いったい、どんな難題が待ち受けているのかと疑問に思われるかもしれない。だが、ガンをはじめとした病気の原因とその発症のメカニズムを知ってしまうことは、同時に重い責任をも背負い込んでしまうことでもある。本書を読み終えると、おそらく、読者はそのように感じられるだろう。

なお、先述のように、本書で紹介される情報は、筆者自身が長年の研究の末に発見したという類の情報ではない。残念ながら、筆者にはそんな能力はない。主役は、本書で登場するような専門家たちであり、筆者ではない。本書においては、主に海外での医学的な治療・施術例、各種療法が紹介されるが、それらの大半は、その開発者自身の言葉や、関係者、体験者、研究者の言葉に基づいている。正確に伝えられていない部分もあるかもしれないが、他の拙著同様、極力、彼らの主張をそのまま伝えている。中には不明瞭と感じられる点があったとしても、そのまま紹介したつもりである。もちろん、本を記すには、いくつもの情報を整理し、継ぎ合わせ、1本の筋道を作り出す必要がある。そのため、情報と情報をつなぐ言葉や、筆者自身の考察も含まれる。だが、基本的にジャーナリストのスタンスで、主役となる人々の言葉を中継する役目に徹したつもりである。そのため、筆者や編集部に、紹介された情報に対する意見、判断、相談、詳細等を求められても、残念ながらお答えすることができない。様々な情報源から得られた研究、実践法、成功例等についてありのまま紹介したというのが現実である。

本書の目的は、筆者が過去に様々な分野の調査・研究を行う中で偶然にも知り得た情報を純粋に提供することである。実のところ、本書で紹介する情報の半分程度は、筆者が20年近く前に知った情報だ。それがいまだに日本ではほとんど認知されていないことを残念に思い、今回、本書を通じて紹介することを決意した。つまり、筆者が紹介することで、医療の専門家が重い腰を上げ、検証していくことを願って記したのである。

そして、断っておきたいが、筆者は、決して正統医学を否定したり、何らかの病気を抱えた読者に本書で紹介した特定の治療法を推薦するのではない。現在までの医学の進歩があったからこそ、病気をより正確に診断することが可能となり、本書で紹介した治療法のいくつかが生まれてきたのだと筆者は考えている。

底なしの闇の［癌ビジネス］目次

第三章　ガンは人体の正常な免疫反応／現代人が自ら招いた〝文明病〟だ！

装丁　櫻井浩＋三瓶可南子（⑥Design）
校正　エッグ舎
編集協力　大井千帆
本文仮名書体　文麗仮名（キャップス）

第一章

ガン対策の「真」常識／製薬業界の都合で潰されたホウ素療法

真常識①――微量の毒の摂取こそガン克服の救世主！

ゴキブリ対策のホウ素が関節炎、骨粗鬆症、う蝕に効く⁉

現在、筆者は房総半島内陸の山間部で暮らしている。自家用車があれば都心より1時間半ほどの場所ではある。公共交通機関となると、過疎地のため1時間に1本ほどの路線バスを利用しないと電車にも高速バスにも乗り継げない。自家用車なしでは日用品の買い物にも不便な田舎だ。都会のように小奇麗な住宅は少なく、築年数を重ねた古い木造住宅が多い。

筆者もそんな古屋で暮らしている。残念ながら、古民家と言えるほど立派な住宅ではなく、ただ古いだけである。床、天井、壁面やそれらの端々には隙間が多く、室内に外気が入り込む。冷暖房効率が悪いだけでなく、ゴキブリ、ムカデ、コオロギなどが入り込む。時に屋根裏で死んだネズミが強烈な異臭を放つため、侵入口を塞ぐ補修も必要だ。現在の住宅は概して気密性が高いため、そんな問題はあまりないだろう。しかし、古屋にも利点がない訳ではない。家を長持ちさせるには、湿気による蒸れが大敵となるため、むしろ気密性が低く、風通しが良い方が有利なのだ。そして、上手く維持すれば、雰囲気のある立派な古民家となる。

さて、田舎で暮らしていると、不便が多いこともあるが、あまり市販のものに頼らず、作れるものは自分で作るという傾向がある。例えば、主にゴキブリ対策として、夏になるとホウ酸団子作りを呼びかける回覧板がやってくる。ホウ酸団子は、おろした玉ねぎ、小麦粉、砂糖、牛乳をホウ酸と混ぜ合わせて団子状にしたもので、ゴキブリの出そうな場所に仕掛ける。地域によっては、米ぬかやジャガイモ等が利用されるケースもある。

いずれにしても、ホウ酸団子というからには、その効果を発揮するには、ホウ酸が欠かせない。ホウ素を含むホウ酸は、その殺菌力ゆえに、生物には概して有毒で、多くの草木を枯らし、欧米ではシロアリや菌類への防虫防腐剤としても活用されている。もちろん、ヒトにも有害とされ、飲み込むと、吐き気・嘔吐・下痢などを引き起こし、多量に摂取すれば死に至る。また、原子力発電において、ウランの核分裂反応の制御に利用される一面もある。

このように、ホウ酸は殺菌剤や殺虫剤に用いられるため、その使用と管理には当然注意を要する。目の洗浄用やうがい薬用に市販されるホウ酸にも、指示通り十分に希釈して使用し、内服しないように明記されている。体重1キロあたり2000〜4000mgが致死量だとされて

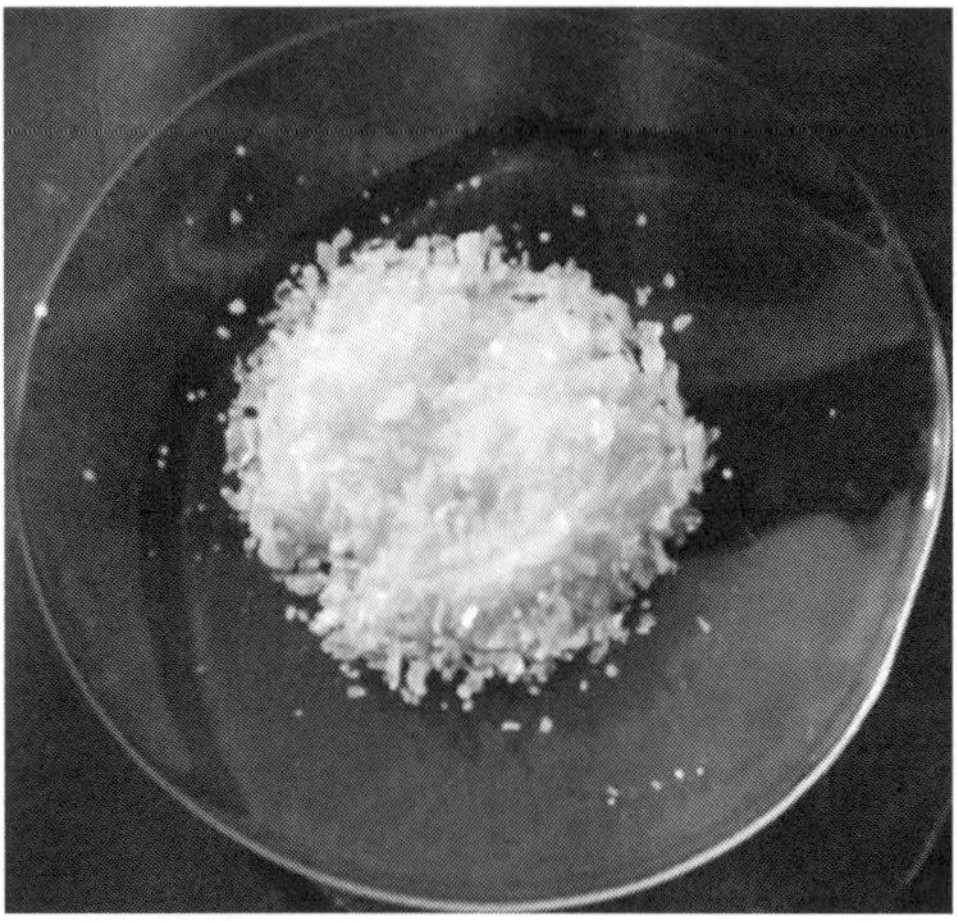

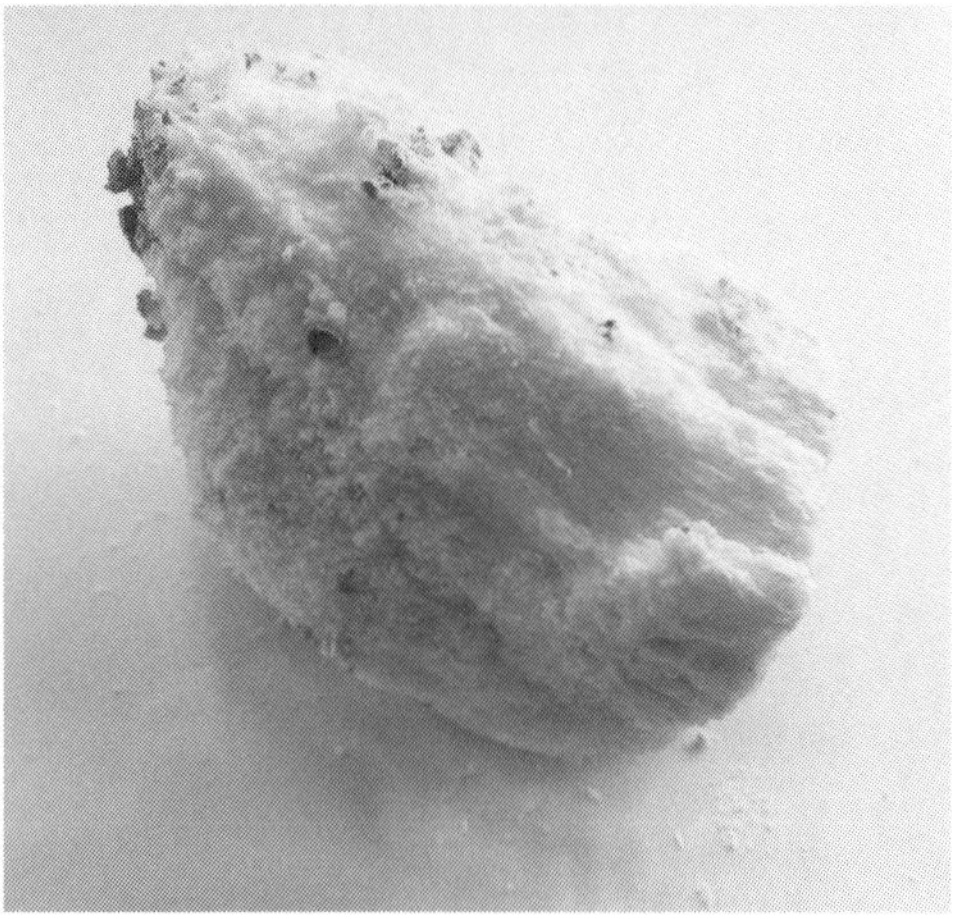

上：ホウ酸／下：ホウ素鉱石のホウ酸石（サッソライト）

いる。

それでも世の中には様々な人々がいて、意外な利用法が報告されている。近年、海外では関節炎、骨《こつ》粗鬆症《そしょうしょう》、う蝕《しょく》ばかりか、ガンのような難病対策としてホウ素をホウ砂《しゃ》またはホウ酸の形で摂取する民間療法が広まっている（ホウ素は天然の状態では単体で存在しておらず、ホウ砂やホウ酸の形で存在する）。いや、再注目されていると言った方が良いだろう。ちなみに、ホウ素を11・3パーセント含むホウ砂でも、その1・5倍量を含むホウ酸でも、ほぼ同等の効果が得られるという。これは、多くの人々には信じがたい行為と思われ、ほとんどの医療専門家もまず反対するだろう。

だが、そんなホウ素（ホウ砂）療法を実践する人々は、摂取量や摂取方法さえ守れば、ホウ砂やホウ酸は安全な抗菌・解毒剤であると主張する。そもそも、ホウ素はすべての植物や未加工の食品に含まれる必須の微量元素である。動物にとってホウ素は必須元素とはならないという議論もあるが、健康的な骨や関節の維持、カルシウム・マグネシウム・リンの吸収や代謝に重要な働きをすると考えられている。

ホウ素療法を支持する1人で、代替《だいたい》医療に詳しいオーストラリアの生化学者ウォルター・ラスト氏は、ホウ素欠乏は特に関節炎、骨粗鬆症、う蝕などに影響するとして注目している。ラスト氏の調べでは、我々は通常の食事を通じて1日2〜5mg程度はホウ素を摂取している。健康な土壌から収穫される農作物からはその程度の摂取量は見込める。だが、発展途上国での平均摂取量は1、2㎎程度で、施設収容の患者では0・25㎎程度しか摂取できていないケースも見られる。大雑把に言えば、ホウ素の摂取量が少ない人々ほど病気がちだというのだ。

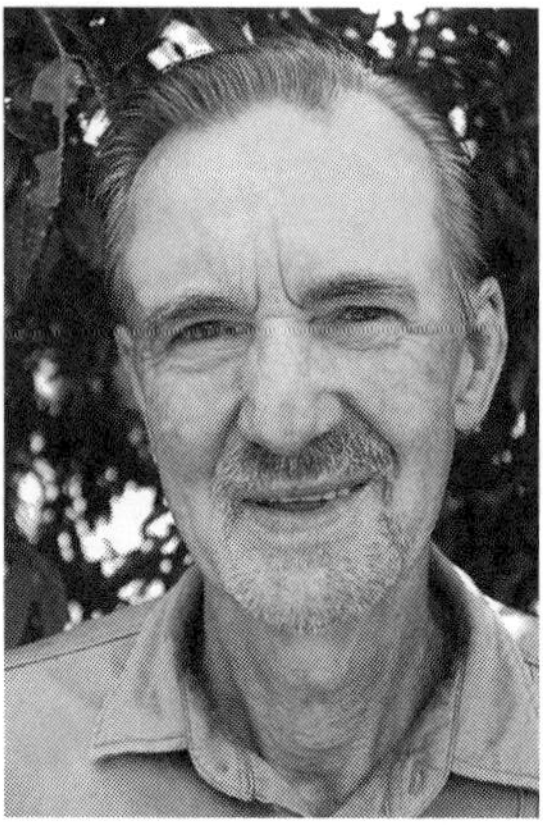

ウォルター・ラスト氏

近年、先進国で暮らす人々にもホウ素欠乏の傾向がみられ、野菜を調理する際に使用した水を捨ててしまう損失もあろうが、化学肥料の施用によって土壌からのホウ素吸収が阻害されたり、パンやシリアルに含まれるフィチン酸もそれを阻害している。

安全性に関してはのちに詳述するが、過剰な摂取を避ければ問題なしとラスト氏は言う。現在では多くの国々で禁止されているものの、実は、ホウ素は食品の保存料として使用されてきた歴史があり、今日ではサプリメントとしても普及している。また、ホウ素化合物が摂取されても、大半は即座に尿として排泄されてしまう。

ホウ素療法が様々な病気に効く主な理由は、ホウ素自体が生物に必要とされる重要な元素であるだけでなく、ホウ素を含むホウ砂やホウ酸は抗菌・抗ウイルス・防腐特性を有した優れた殺菌剤で、見えないところで我々の健康を害しているフッ化物（歯磨剤やフライパンのコーティング等に利用）や重金属をキレート化することにもあるという。

ちなみに、キレート化とは、ここでは金属・ミネラルを溶かして排出させる、いわゆるデトックス作用を指すものと考えていただきたい。ホウ砂やホウ酸とは無関係だが、医療用のキレート剤が存在する。例えば、自閉症の原因は水銀などの重金属の蓄積であると考える人々によって利用されている。日本では疑問視されているものの、アメリカでは一定の効果を得ているとして推奨する研究者らも多い。

つまり、ホウ砂やホウ酸が栄養素としてのホウ素を補うだけでなく、体内の有害微生物を殺し、様々な病気の原因を生み出していると疑われるフッ化物や重金属をも体外に排出させる効果を果たしているというのだ。

レックス・ニューハム博士の安価なホウ素錠は製薬業界と政府に潰された！

さて、ホウ素の治癒力にいち早く注目した人物として、ニュージーランドの科学者・故レックス・ニューハム博士がいる。１９６０年代、オーストラリアのパースで暮らしていたニューハム博士は深刻な関節炎を患った。通常の治療薬では何の改善も見られなかった。その当時、

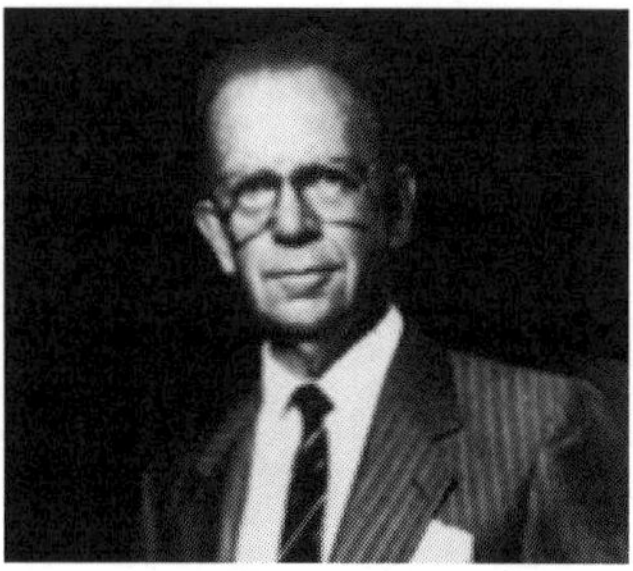

レックス・ニューハム博士

ニューハム博士は、土壌・植物の科学者として気になっていたことがあった。パース周辺では、土壌中のミネラルが欠乏しており、植物にとって好ましい状況ではなかった。特にホウ素は植物にとって必須元素であり、動物にとってもカルシウムの代謝を助ける重要な役割を果たしている。彼は、その理屈をヒトにも当てはめ、試しに毎日30mgのホウ砂を摂取してみることにしたのだ。すると、驚いたことにわずか3週間で関節炎にともなうすべての痛み、腫れ、こわばりが消えてしまった。

簡単に関節炎を克服してしまったニューハム博士は、1粒に3mgのホウ素を含むタブレット状のサプリメントを販売し始めた。彼のホウ素による奇跡的な治癒の噂は口コミで広がり、最盛期には1ヶ月にボトル3万本を売り上げるまでに至った。そこで、彼は製薬会社に連絡を取り、ホウ素錠を大々的に販売しようと持ちかけた。だが、高額での販売と低パテント料が条件とされただけでなく、業界が供給する既存の治療薬との競合が問題となった。ホウ砂やホウ酸は、わずか数ドルを費やせば、使い切れないほどの量が得られるものだった。製薬会社は特許を取って発見者と利益を独占することもできない。ニューハム博士のホウ素錠に含まれる約3mgのホウ素を摂取した人々から健康被害が報告されることもなかった。そこで、業界と政府との間でホウ素錠のことが議論されるに至った。最終的に、1981年、オーストラリア政府はホウ素及びホウ素化合物を毒物と指定する規制をかけることとなった。ニューハム博士はホウ素錠の販売で1000ドルの罰金を科され、オーストラリアにおける安価な関節炎治療薬は姿を消した。

だが、そんな逆境にめげなかったニューハム博士は、ホウ素と関節炎との関連について数本の科学論文を発表した。1980年代半ばには、ロイヤル・メルボルン病院において、二重盲検法による試験が行われ、被験者の70%に顕著な改善が見られた。

一方、ニューハム博士は、ホウ素の平均摂取量と関節炎の発症率に極めて深い関係性があることに気づいていた。当時、ホウ素の平均摂取量が最も少なかったジャマイカ、続くモーリシャスでは、関節炎の罹患率がそれぞれ70%、50%と異常に高く【注1】、1日平均5～8㎎のホウ素が摂取されるイスラエルでは、わずかに0・5～1%に留まっていたという。ちなみに、アメリカ、イギリス、オーストラリア、ニュージーランドでは、ホウ素の平均摂取量はおおよそ1、2㎎で、関節炎の罹患率は20%ほどだった。

ニューハム博士は、ホウ素の不足によりカルシウムとマグネシウムは尿とともに大量に排出

【注1】少々数値が高すぎるようにも感じるが、当時はそのぐらい多かったのかもしれない

されてしまうが、ホウ素を補給することでほぼ半分の損失を防ぐことができることを知った。これにより、骨粗鬆症やう蝕を効果的に予防できる。実際、骨粗鬆症のラットにホウ砂を与えた実験では、30日間で骨は正常に回復している。また、ホウ素は性ホルモンに正常なバランスを回復させることにも貢献する。前立腺ガンの男性がホウ素を補給すると、テストステロンの値が上昇し、PSA（前立腺特異抗原）の値が下がり、腫瘍は退縮することが分かっている。エストロゲンの影響を受けやすい乳ガン患者でも、カルシウムとマグネシウムの代謝や細胞膜の機能を正常化させることも判明した。また、高齢者においては、記憶力や認識力も改善した。

中国では、骨フッ素症の患者31人に対してホウ砂を1日300～1100㎖、3ヶ月間与えてみたところ、劇的に改善が見られたという。また、線維筋痛症、慢性疲労、顎関節症などに10年間悩まされてきた女性は、フッ化物が原因だったと推測されたが、わずか2週間のホウ素摂取で表情が明るくなり、発赤が消え、体温が正常化し、活力が増し、肥満傾向が着実に改善された。甲状腺ガン、副腎疲労症候群、更年期障害、子宮破裂、子宮摘出、線維筋痛症、神経障害などに悩まされてきた別の女性も、それらの原因がフッ化物にあると気づいて、ホウ砂によるデトックスを始めたところ、わずか3日で大半の辛い症状が消えたという報告もある。

ホウ素効果はこれだけではない。治療が難しいとされるカンジダ症や乾癬《かんせん》、水虫に対してもホウ砂は即効性があり、直接擦り付けることで回復し、再発しないという。【注2】のちに詳述するが、カンジダ菌は、通常は無害な酵母菌だが、何らかのストレスがかかると、カンジダ症を発症しうる。カンジダは強固な生物膜（バイオフィルム）の層を形成するが、ホウ砂やホウ酸はその生物膜の形成を阻害し、本来無害な酵母菌が浸潤性のある菌糸へと変容するのを防ぐことができるというのだ。

ホウ素の応用範囲は広く、その効果も大きい。読者にはまだ十分にその重要性が認識できていないかもしれないが、本書を読み進めると、改めてホウ素療法を見直すことになるだろう。なぜなら、現代人が最も恐れている病に対して有効であることがのちのち分かってくるからである。世界中の人々が、多くは口コミで、近年ではインターネットで知り、ホウ砂やホウ酸を通じてホウ素を摂取し、病気克服に役立ててきた。だが、本書で紹介する他の治療法と比較すると、残念ながらまだデータが取れていない。

その理由の1つは、多くの国々でホウ砂やホウ酸の一般への販売が規制されてきたことにある（日本では別目的での購入自体は可能である）。医療機関があえて利用しようとする理由はない。個人レベルでは、入手できたとしても、当局や製薬会社から内服には有毒であると警告されている。つまり、摂取してきた人々の多くは、いわばアンダーグラウンドでの利用者とい

【注2】実は、ホウ砂で簡単に乾癬を治せるということは革命的な発見であり、第二章で触れる炭酸水素ナトリウムによる治療と合わせて、注目すべきことである。

うことになる。であれば、もちろん、治癒率を含め、有効なデータはなかなか得られるものではない。

ちなみに、ホウ砂やホウ酸の治癒効果を高く評価するラスト氏はそんな状況を嘆いている。そして、おそらく安価なホウ素効果が次第に知れ渡るようになっていったことが影響し、医薬品業界を守るためにホウ砂及びホウ酸の流通に規制がかけられているのではないかと疑っている。もちろん、筆者にはそこまで言えるのかどうか分からないが、医療の専門家によってさらなる検証がなされることだけは期待したい。

ホウ素の摂取法と副作用——EU諸国では毒物とされているが……

さて、ホウ素（ホウ砂）療法を実践してきた人々は、実際にどのようにホウ砂やホウ酸を摂取してきたのだろうか？　ここで簡単に紹介しておきたい。

まず、ホウ砂5gを1Lの水に溶く。これは濃縮液である。この溶液の小さじ1杯分5㎖が1回の摂取量である。これを飲み物や食べ物とともに摂る。予防的には1日1回、多くても2回を目安とする。関節炎や骨粗鬆症が進行しているか、性ホルモンの産生を求める人は1日3回とし、症状が改善すれば1日1、2回を基本とする。レモンジュース、酢、アスコルビン酸

（ビタミンC）などとともに飲むのも良いとされる。時間帯は、夜から朝の間が望ましく、例えば、1日1回の場合は夕食後に、1日2回の場合は朝食後を追加し、胃に内容物のある際に摂取する。日中は抗酸化作用のあるビタミンCの摂取を心掛け、ホウ砂やホウ酸は控えるようにする。そして、1週間のうち4、5日飲んだら、飲まない日を2、3日設ける。このサイクルを2週間を目安として行い、必要と感じたら、適宜続けるというものだ。

ホウ酸を摂取する場合は、ホウ素の含有量と対比させて、ホウ砂の3分の2の量に調整する。もちろん、摂取して体に何らかの異常を感じたら、すぐに摂取は止めることも肝心だ。

ラスト氏は、高齢者や骨粗鬆症の人にはマグネシウムも合わせて摂取することを推奨している。ちなみに水溶液の場合ホウ砂は弱アルカリ性、ホウ酸は弱酸性であることが原因なのか、前者の方がやや効果は高めとのことである。

ただ、EU諸国において、ホウ砂とホウ酸は毒物と分類され、2010年12月以降、スイスを除いて一般への販売は禁止されている。ホウ素はサプリメントとして販売されているが、ホウ砂やホウ酸と違ってイオン状態ではない。そのため、ラスト氏は、カンジダ菌やマイコプラズマ属の細菌に対して、また、関節炎、骨粗鬆症、月経閉止などに即座に効果を現すことはあまり期待できないかもしれないと分析している。

ここで、分かっている限りにおいて、ホウ砂やホウ酸の摂取で考えられる副作用に関しても記しておこう。基本的に、摂取量や摂取頻度を少な目に守り、ビタミンCを多目に摂取していれば、特別な副作用が現れたケースは聞かない。だが、それでもいくらかの弊害や違和感が現れる可能性がある。ビタミンCの含まれる食品やジュースを積極的に飲むことでいくらか緩和できるようだが、口の中に苦い感覚が残り、数日間続けた後には、味覚が衰えることが挙げられる。また、鼻水も出るようになり、風邪をひいたような状態になるかもしれない。もちろん、摂取を止めるか、ビタミンCの摂取を増やせば、このような感覚は消えていくが、口や鼻の周辺で違和感が出る可能性は十分考えられる。そのため、筆者は副作用のない治療法としては紹介しない。

本書で紹介する他の民間療法においても多く当てはまることだが、ホウ素（ホウ砂）療法と言っても、ホウ砂やホウ酸のみをただ摂取すれば良いのではない。ビタミンCのように、抗酸化作用のあるものも合わせて摂取することが重要である。これは、のちに改めて説明していくことにしたい。

さて、「はじめに」でお断りしたように、筆者はここで記したことや、本書内で今後記す治療法等を決して読者にお勧めする訳ではない。可能な限り十分な情報収集を行ってから記すように努めたが、それでもすべての情報を正確に伝えられているかどうか、必ずしも保証できる訳ではない。あくまでも勧める人々や体験した人々の声に基づいて「情報」を提供しているにすぎない。体重、性別、年齢、体質、体調の違いや、既に何らかの薬を飲んでいる等、条件は人それぞれ異なる。条件が異なれば、結果も異なることが考えられる。そもそもこの療法を避けるべき人もいるだろう。紙幅の都合もあるが、筆者はそこまで考慮して情報提供を行っている訳ではない。そしてもちろん、製薬会社が内服してはいけないと警告しているホウ砂やホウ酸の摂取を筆者がお勧めすることはできないのだ。そのため、読者が独自の判断で実践し、何らかの不都合が生じたとしても、筆者も編集部も何の責任も負えないことをお断りしておかねばならない。仮に試してみたいと考える読者がいるとしても、決して本書だけを参考にすることなく、医師や医療の専門家に相談していただきたい。そして、筆者が紹介した治療法が本当に意味あるものと考えるとしたら、自分で試すのではなく、医療の専門家に検証してもらうよう求めるのが我々の立場だと思われる。そのため、筆者は読者が本書を鵜呑《うの》みにして、そのまま実践することは想定しておらず、情報提供を目的に記していることは強調しておきたい。

有害な毒でも少量なら免疫力を高める薬となる⁉

世の中には無数の健康法、民間療法、代替療法がある。免許をもった医師が行う正統医学と異なり、中には効能が疑わしい療法も存在する。はじめから効けばラッキーと受け止められるようなものも少なくないのではなかろうか。そんな実情もあり、評価の定まらない数々の代替医療に対して、自ら検証することなく、それらの効果に根拠なしと断定するような医師もいる。だが、ほとんどの病気を癒《いや》し、我々に確実に健康をもたらしてくれるほど現代医学は発達していない。患者と親身に向き合い、あらゆる手段を講じて、最後の最後まで全力で治療にあたってくれるような気概ある医師はなかなかいないものだ。自分には手に負えないと分かるや、事実上、余命を宣告するだけというケースもある。誰もが健康を維持し、長寿をまっとうしたいと考えるだけでなく、自分の健康回復のために全力を尽くしてくれる医師を求めるため、正統医学の外に光を見出そうとする人々が絶えないのはもっともなことである。

例えば、正統医学においては、概して飲食物に関してあまりうるさく言わない。常識的なレベルにおいて、バランスのとれた栄養摂取が促されるだけである。だが、我々はわずか3kg程度の体重で生まれて以後、日々継続される食事が我々の血となり肉となり、結果として、今日の肉体と体重を得て、維持してきた。何らかの病気を抱えるようになった背景を探るため、過去を遡り、その過程において問題があったのかもしれないと考えるのは不思議なことではない。ストレス、睡眠、運動等を含めた生活習慣だけでなく、排ガス、カビ、粉塵等の環境要因も無視できないが、飲食物を重要視することは自然なことである。口にしたものが健康に影響を与えるのであれば、治療においても口にするもので多くは対処できるはずである。事実、民間療法の多くは、食事の管理や特別な食物、薬草（ハーブ）、サプリメント等の経口摂取に関係している。中には有毒と思われるものを摂取することで病気を克服したり、健康を維持しようとする民間療法もある。

そんな発想は決して珍しい訳ではない。先述したホウ素の他、例えば、ヒ素やセレンなどは、一見ヒトには有害と思われがちだが、二十数種の必須ミネラルに含まれる。多くの場合、わざわざサプリメントとして補給する必要はないものだが、それでも、そんな必須元素の摂取が足りないと感じて食事やサプリメントで補おうとする人々もいる。

つまり、摂取量が多いと有害だが、少量であれば免疫力強化につながるケースもあるのだ。例えば、古くから知られている現象であるが、現代では「ホルミシス効果」という言葉で捉《とら》えられているものがある。ラドン温泉やラジウム温泉における効能は、放射線被曝《ひばく》による恩恵でもあり、高線量なら有害だが、低線量なら免疫力強化につながる例と言えるだろう。だが、我々は東日本大震災にともなう原発事故で放射能汚染を体験し、ホルミシス効果に関する言及は自粛ムードにあるようにも感じられる。もちろん、事故による高線量被曝と、天然温泉での低線量被曝とは単純に比較することはできないが、ヒトの健康を考えるうえで、とても示唆的なテーマである。自然界にはそんな不思議なメカニズムが埋もれている。

植物が自らの身を守るための毒（二次代謝産物）にヒントあり

動物は、敵が迫ってきたら移動して逃げようとする。だが、植物は逃げられない。一点に留まるため、別の方法で捕食者から身を守らなくてはならない。そこで、剛毛や突起、とげやいがなどの物理的・構造的な防御力だけでなく、摂食を防ぐ二次代謝産物も進化させてきたと考えられている。アルカロイドのような植物毒が二次代謝産物の代表と言えようが、少し説明しておこう。

緑色植物は、日光、大気、水のような基本的な素材から、炭水化物、タンパク質、脂質、ホルモン、ビタミン、酵素など、成長や傷の修復、繁殖に必要なあらゆるものを作り出す。このように、生きていくために必要不可欠な通常の代謝のために産生される化合物が一次代謝産物であるが、多くの植物は、それに加えて、代謝目的が不明確な（必要不可欠とは限らない）二次代謝産物と呼ばれる化合物を合成する。この二次代謝産物の注目すべき点は、毒性と薬理性を備えていることである。植物が二次代謝産物を生み出す背景には、排出できない老廃物が溜まっただけだという説もあるが、二次代謝産物は植物にとって重要な防御物質だというのが最も有力な説である。

具体的には、植物は自らの体を支える葉や茎を苦くてまずい二次代謝産物で守ろうとする。匂いや外見で動物が摂食を思い留まれば良いが、毒性のある二次代謝産物が含まれれば、少なくとも動物は中毒を起こしてまでその植物を食べ続ける可能性は低くなる。例えば、種子から出たばかりの芽のほとんどは強い苦味を有して、生食には向かない。「生」を得た直後に動物に食べられてしまっては種の繁栄がおぼつかなくなることを考えれば、理にかなっていると言えよう。

一方で、果実には、いくらか例外はあるが、多くは無毒で甘く栄養価が高い。そして、動物たちに食べてもらうことで、一点に集中することなく、分散したロケーションで将来的に発芽・生長の機会を得る。個々の植物に直接聞いてみないと確認できないのかもしれないが、植物は自分の体の重要な部分が食べられては困るが、ある部分は食べられても一向に構わないと考えていることが想像される。

だが、それも植物が病気にならずに生長できることが前提である。植物は、動物による直接的な捕食の危険に加えて、細菌、ウイルス、真菌類からも身を守らねばならない。多くの二次代謝産物はこれらの病原体に対して強力な作用を持っている。そして、植物は病気になると、人間の免疫反応にあたる特別な防御タンパク質を作り出し、我々の抗体と同様に、長期的に抵抗力を発揮するのだ。

摂食を防ぐ最も代表的な化合物は、濃縮されたタンニンで、草食動物はその渋味（収れん味）が多く含まれる植物を避ける。だが、一方で、収れん作用のあるタンニンは、下痢止め、整腸、化膿止めに効くだけでなく、抗菌剤や駆虫剤、抗真菌薬にもなり、植物の二次代謝産物には様々な秘密が隠されているとも言えるかもしれない。

抗生物質がカンジダ菌を変容させてしまう

ちなみに、野生動物は適度の二次代謝産物を摂取している。長い歴史を通じて、人間はアク抜きなどの料理を行うことで二次代謝産物を取り除く食文化を築いてきた。動物に見習えば、(アルカロイドやタンニンなど）適度に二次代謝産物を摂取しておくことも健康を維持するために大切なことなのかもしれない。動物は、少量の毒を摂取すると、その後同じ化合物を食べた時にそれを解毒する酵素を生産するようになる。毒の摂取に対する許容限度が広がるだけでなく、免疫力が強化され、一般に代謝も促進される。また、若い時に寄生虫や病原体に曝《さら》されると、生涯の後期に、糖尿病や多発性硬化症や炎症性腸疾患などの自己免疫病が起こりにくくなることが分かっている。だが、特に注目に値するのは、動物は健康管理に重要な腸内微生物を維持する方法を知っていると思われることだ。抗菌作用のある植物を食べることにより、腸内微生物を健全に維持し、危険な他の病原体を競争によって排除する。また繊維の多い植物はその発酵によって有用な微生物の繁殖に都合の良い酸性土を生み出す。

我々は野生動物や自然界に学ぶべきところは多く、それにより未来が開かれる可能性が高い。本書において、一見毒と思われるようなものを体内に取り込む治療法や健康法を記していく。そこには、植物毒のような二次代謝産物がもたらす影響力、二次代謝産物に慣れることによる抵抗力の獲得、さらに体内の微生物群のバランスなどが関わってくる。そして、それらは1つにつながっていくこととなる。

さて、ここでもう1つ問題提起をしておこう。先述したように、ホウ素は治療が難しいとされるカンジダ症や乾癬に対しても効果を発揮する。カンジダ菌は、通常は無害な酵母菌だが、何らかのストレスがかかると、カンジダ症を発症しうる。カンジダはタフな生物膜の層を形成するが、ホウ砂やホウ酸はその生物膜の形成を阻害し、本来無害な酵母菌が浸潤性のある菌糸へと変容するのを防ぐという。

ラスト氏によると、驚くべきことに、このようなカンジダ菌の変容は、通常、我々が頼りにしてきた抗生物質によって引き起こされ、多くの現代病の主因となっているというのだ。のちに触れるが、カンジダ菌は現代人を蝕《むしば》む主要な病気の原因と関わる菌である。だからこそ、抗菌特性の高いホウ砂やホウ酸は健康維持のための主要な治療薬になりうるのだという……。

これが意味することは大きいが、読者はまだ狐につままれたような感覚かもしれない。抗生物質がカンジダ菌を変容させる？　カンジダ菌とはどんなものなのか？　ホウ砂やホウ酸は、関節炎、骨粗鬆症、う蝕を超えて、もっと深刻な様々な病気の治療、つまり、ガン全般にも有効なのか？　こんな疑問が生まれてきても当然である。さらに、我々がこれまでその恩恵に与ってきた抗生物質が、一時的に何らかの感染症の克服に寄与してきたとしても、長い目で見ると、我々を健康に導く薬ではなく、別の大きな病を生み出してきた可能性があるのではないか？

これから、謎多き菌類に関して簡単に予備知識を得てから、このようなテーマにも斬り込んでいく。これらの問いの答えは、本書を読み進めることで次第に明らかとなり、ガンなどの現代病の原因と治療法も同時に解明されていくことになる……。

真常識②――抗生物質が有効なのは「細菌」だけ。「真菌」に対する治療はいまだ確立されていない！

冬虫夏草《とうちゅうかそう》由来のコルジセピンは細胞のガン化を抑制する！

漢方では、ガンに効くとして珍重される、冬虫夏草と呼ばれる生薬がある。冬虫夏草（Cordyceps sinensis）とは、麦角菌科冬虫夏草属の菌類の一種で、コウモリガ科の蛾の幼虫に寄生する。この種の蛾は夏に地面に産卵し、約1ヶ月で孵化すると、土に潜り込む。この時、冬虫夏草属の真菌に感染すると、幼虫の体内で菌がゆっくり成長する。幼虫は約4年で成虫となるが、幼虫の中で徐々に増えた菌は、春になると幼虫の養分を利用して菌糸を成長させ、夏に地面から草（またはキノコ）のように生える。体を蝕《むしば》まれて死んだ幼虫は、奇しくも地中部では外観を保っており、ややグロテスクな独特の姿となる。

冬虫夏草は、主にチベットで見られ、この菌が冬は虫の姿で過ごし、夏になると草になると考えられたことからそう名付けられたとされる。中国では冬虫夏草の子実体（シイタケ菌で言えば、柄や傘のようなキノコ部分に相当）を菌核化した宿主《しゅくしゅ》をつけたまま採取して乾燥し、漢方の生薬や中華料理の薬膳食材として珍重されてきた。生薬として健肺、強壮効果、抗ガン効果があるとされ、薬酒を作る材料としても利用されることから、チベットでも高値で取引されている。現在、世界で流通する冬虫夏草の96％は、チベット高原やヒマラヤ山脈の標高３０００〜５０００ｍの高地で採取されているが、価格は過去十数年間で10倍にもなっており、中国国内でも１ポンド（約４５３ｇ）あたり５万ドル（約５００万円）の高値がつくこともあるという。冬虫夏草から抽出される化学物質コルジセピンは、核酸系抗生物質の１つで、遺伝子の構成成分と競争して細胞のガン化を抑制するため、１ｇ数十万円にも及ぶ。また、コルジセピンはＨＩＶ感染症、白血病治療薬として臨床試験のフェーズⅢの段階にもある。２００７年11月、福井大学大学院の榊原三樹男教授（生物応用化学）らの研究グループは、冬虫夏草の一種サナギタケに放射線のイオンビームを照射し、コルジセピンを通常の約10倍分泌する突然変異体を開発することに成功して話題となった。

冬虫夏草は、外見ではまったく気づかないサイズの微小な真菌で、蛾の幼虫を次第に変貌させていく。これは、まさに異様な出来事である。まるで魔法にかけられたかのように、蛾の幼虫から子実体を草やキノコのように伸ばして成長していくのだ。写真でイメージすることが難

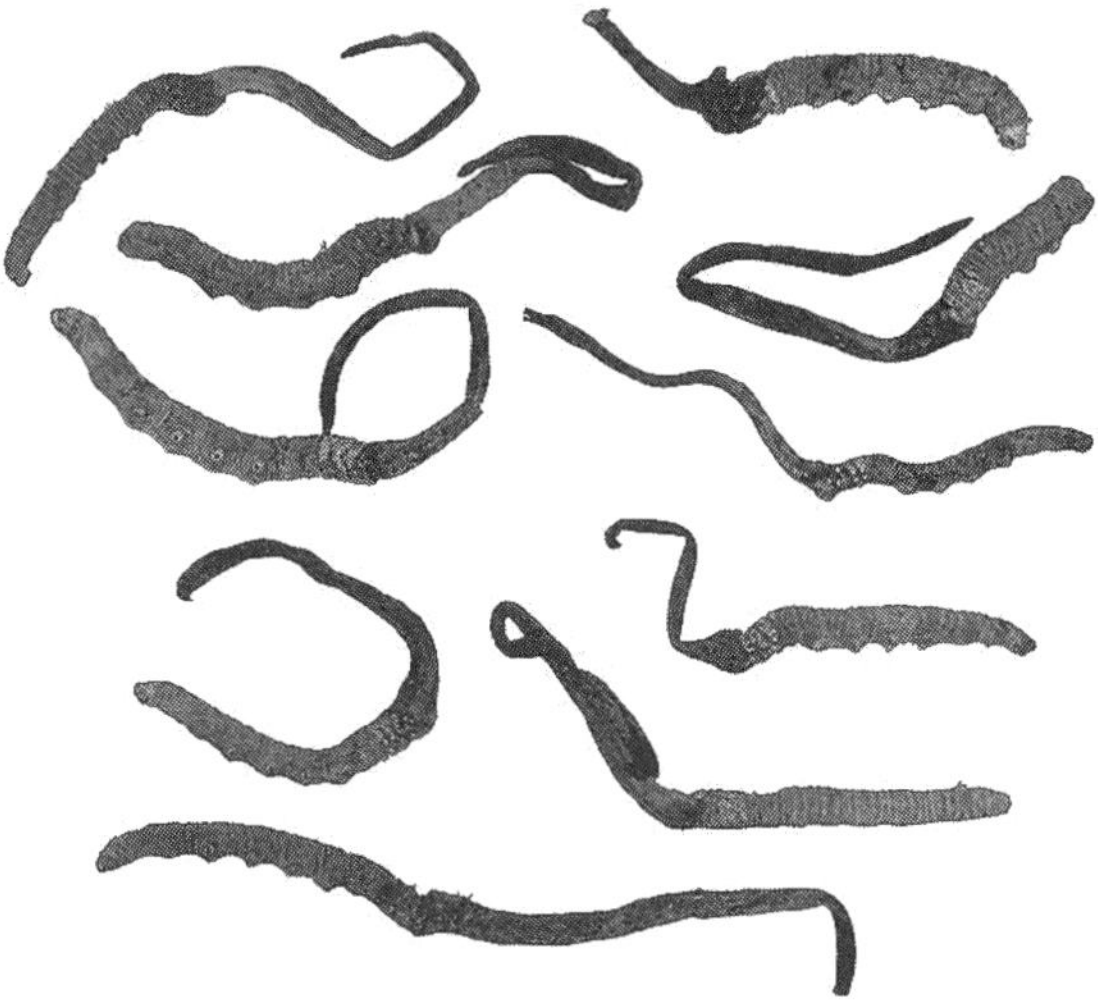

冬虫夏草の乾燥品。写真提供：William Rafti of the William Rafti Institute

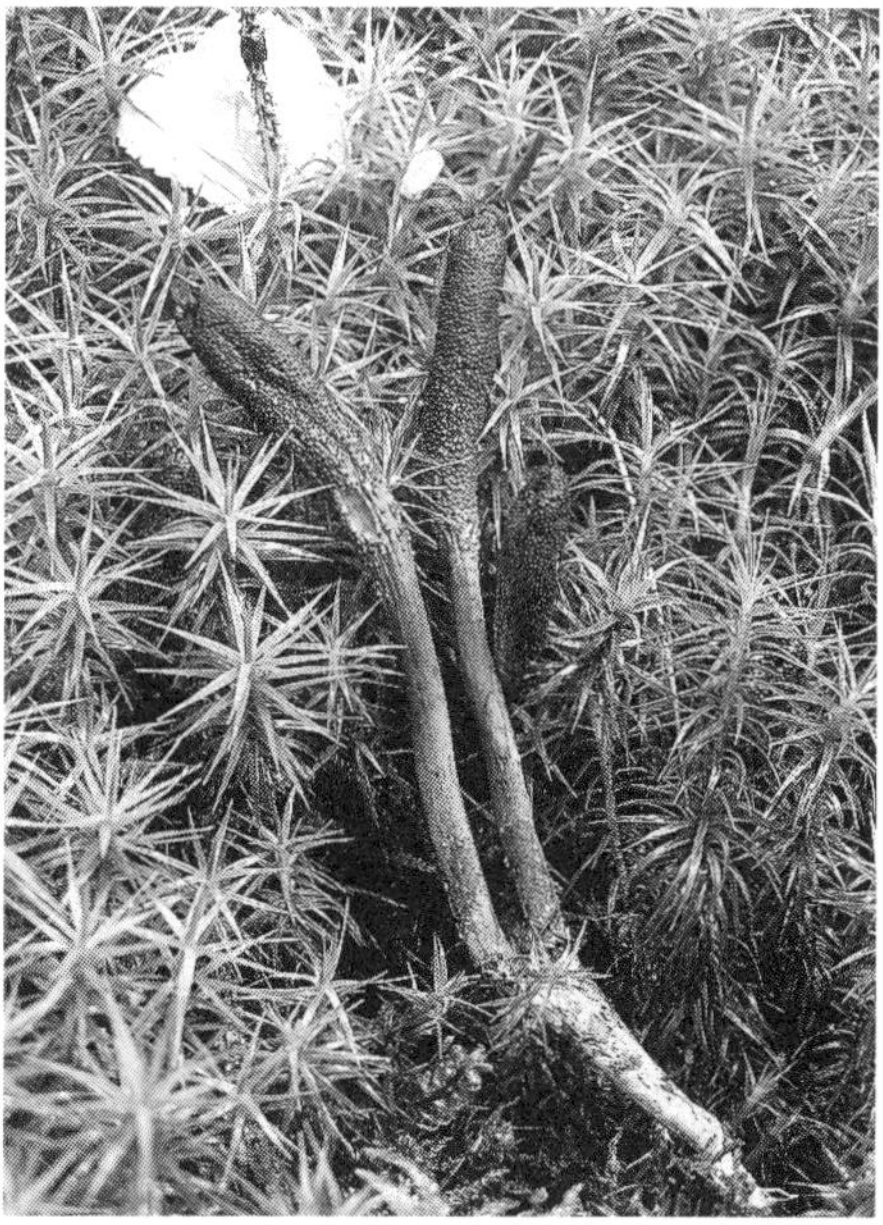

冬虫夏草。地中部に蛾の幼虫の姿が隠れている。

しければ、犬や猫のサイズの動物が真菌感染で病死し、その後、死骸から巨大なキノコのような子実体が成長してくることを想像してみるとその異様さが理解できるかもしれない。

だが、これはそれほど珍しい現象ではなく、昆虫に寄生する菌類は他にも多く存在している。セミの幼虫に寄生するセミタケ、アリに寄生するアリタケ、オサムシに寄生するオサムシタケなどが知られており、日本ではそれら麦角菌を総称して「冬虫夏草」と呼ぶ傾向がある。ちなみに、セミタケに関しては、日本でも地中に生息するニイニイゼミの幼虫に寄生する種が、初夏から初秋にかけて、人家の庭・庭園あるいは神社の境内などでも見出される。

真菌（ヒトと同じ真核生物）による感染症は、今でも治療が難しい

菌類の活動は極微の世界で起こり、観察可能な設備など持っていない素人にはなかなか把握が難しい。というべきか、多くの人々は、そもそも関心を抱くこともないのではなかろうか？

おそらく、菌類と言えば、誰もがすぐにカビやキノコを思い浮かべるだろう。中には食用キノコを自ら栽培している人もいるだろうが、食用に適さないキノコやカビを趣味で育てる人は滅多にいないだろう。不慣れな菌類に関しては、カビや毒キノコを連想して、感染や中毒を避けるために、むしろ関わりたくないと考える人々の方が多いのではなかろうか。

一方で、乳酸菌、ビフィズス菌、納豆菌などを例に出して、健康のために積極的に取り入れていると主張する人もいるだろう。ここで整理しておかねばならないが、これらはいわゆる善玉菌と呼ばれるもので、細菌に分類されるものだ。カビやキノコは細菌ではなく、真菌に分類される。とはいえ、細菌には大腸菌やウェルシュ菌のような悪玉菌（腸内細菌）が存在するだけでなく、サルモネラ菌、コレラ菌、赤痢菌、結核菌、ブドウ球菌などは、感染症を引き起こす病原体となる。そのため、やはり、細菌に対しても、安全とされる善玉菌の食品以外は、人々は距離を置いて接しようとする。これは、ヒトがもつ先入観なのか、本能的な警戒心の発現なのかは不明だが、専門家でも例外ではない。

例えば、勇敢にも1人結核菌に取り組み、無毒の抗生物質を発見・分離に成功し、ストレプトマイシンと命名したのは、当時23歳のアルバート・シャッツというアメリカ、ラトガース大学の大学院生であった。彼の指導教授セルマン・ワクスマン博士は、自分の研究室から最も離れた地下室をシャッツに与え、自身はその研究に触れることはなかった。ワクスマンは結核菌を恐れ、事実上、すべてをシャッツのやりたいように任せていた。

余談だが、シャッツがストレプトマイシンを発見すると、指導教授の立場を行使して、1952年、ワクスマンはノーベル賞を単独受賞した。ワクスマンは、その背景にはシャッツが重要な役割を果たしたことには一切触れず、すべての名誉だけでなく、製薬会社からの多額の特許報酬をも独占したのだった。のちに、シャッツは、この結果を不服として訴訟を起こし、共同発見者として公式に判定されたが、世間から批判を浴びたのは、ワクスマンではなく、シャッツの方であった。

キノコは、柄と傘の部分で構成される子実体が大きく生長するもので、菌糸と呼ばれる管状の細胞列で、体外に分泌する酵素で有機物を分解吸収することで生長し、胞子を作り繁殖を繰り返す。野生のキノコはベテランでも同定を間違う場合があり、時々、誤って食したことで中毒を起こしニュースになる。かつては安全に食せるキノコであったものが、近年では毒キノコ化している種もあると言われ、我々は「菌」という字が付くものに対して慎重になる。

ここで、再度、真菌と細菌に関して整理しておこう。一般的に、生物を分類すると、原核生物と真核生物の2つに分けられる。

原核生物は、細胞核をもたない生物で、性質の異なる真正細菌（細菌＝バクテリア）と古細菌（アーキア）の2つの生物を含んでいる。

真核生物は、身体を構成する細胞の中に細胞核と呼ばれる構造をもつ生物で、動物、植物、菌類、原生生物が含まれる。この真核生物に含まれる菌類がカビやキノコである。

我々に感染症を引き起こす病原体には、主に原核生物の細菌（バクテリア）、真核生物の真菌、真核単細胞生物の原虫、ウイルス等が存在する。ちなみに、ウイルスには、インフルエンザウイルス、ノロウイルス、麻疹《ましん》ウイルス、風疹《ふうしん》ウイルス、HIVウイルスなどがあるが、生命の最小単位である細胞をもたないので、生物学上は非生物とされている。

先に触れた結核菌のように、細菌に対しては抗生物質や合成抗菌薬が、真菌に対しては抗真菌薬が、ウイルスに対しては抗ウイルス薬が存在する。現代の我々は、様々な抗生物質を開発し、細菌に対しては比較的治療法が確立されているものの、ウイルスや真菌に対してはまだ不十分と言える。特に、真菌に関しては未知の部分が多く、治療も困難となる。

真菌がもたらす感染症は、真菌症と呼ばれ、白癬《はくせん》菌による白癬（水虫、たむし、しらくも）やカンジダによるカンジダ症、クリプトコッカスによるクリプトコッカス症、アスペルギルス（コウジカビ）によるアスペルギルス症などがある。治療が困難となる理由は、真菌はヒトと同じ真核生物であるのに対して、細菌は原核生物であることにある。これまで、原核生物である細菌にのみ損害を与えられる抗生物質は多く開発されてきたが、菌類の細胞だけに損傷を与えて、人体組織に害の少ない薬物を開発することは極めて難しいのである。

菌類が与える幻覚作用——ドイツで薬用にされているベニテングタケ

菌類は、冬虫夏草のように、他の生物に寄生してその体を乗っ取ってしまうことが多く、時に寄生した宿主をマインドコントロールしてしまうケースすらある。また、菌類が産生する物質には、ヒトを変性意識へと導くものもある。

例えば、日本では非合法のマジックマッシュルームと呼ばれるキノコは、100以上の種が存在し、古代メキシコなどではシャーマンが神託を得るために食べた。アステカ族は「テオナナカトル」と呼んで、神聖な食べ物とみなしていた。

1950年代後半、LSDの合成で知られるスイスの化学者アルバート・ホフマンは、マジックマッシュルームに含まれる幻覚成分を特定・抽出することに成功した。そこで発見された2種類の幻覚成分がシロシビンとシロシンである。動物がアルコールを摂取することで「酔う」ことは比較的簡単に確認できるものの、シロシビンの効果を動物実験で確認することができなかったため、ホフマンは自ら摂取することでその幻覚作用を確認した。1960年、ハーバード大学の心理学教授ティモシー・リアリーはメキシコでマジックマッシュルームを食べたところ、神秘体験を得て衝撃を受けた。そして、刑務所の囚人やハーバードの学生400人らにシロシビンの錠剤を投与する大規模な実験を行ったところ、前向きな変化が現れることを確認した。神学校の学生に投与した際には、10人中9人が本物の宗教的な体験をしたと報告したのだ。

だが、1960年代末に法規制されるまで、脱法ドラッグの主役はLSDであり、マジック

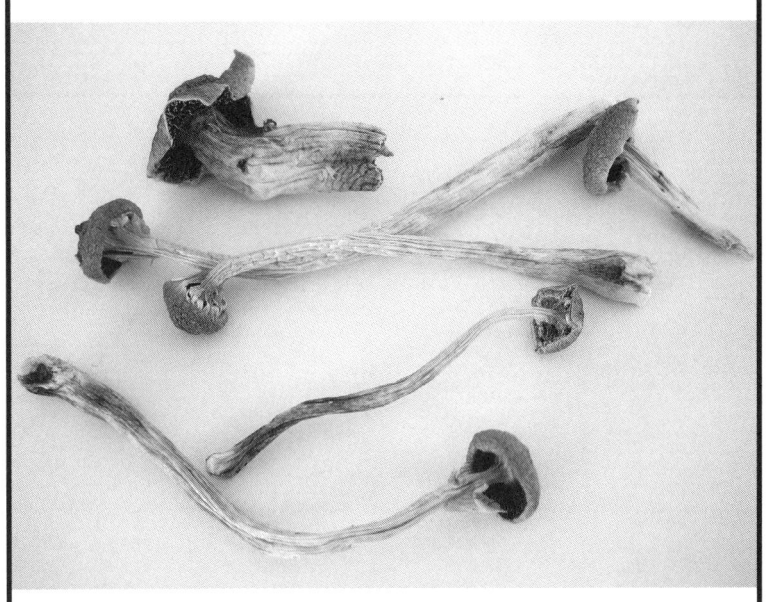

乾燥マジックマッシュルーム

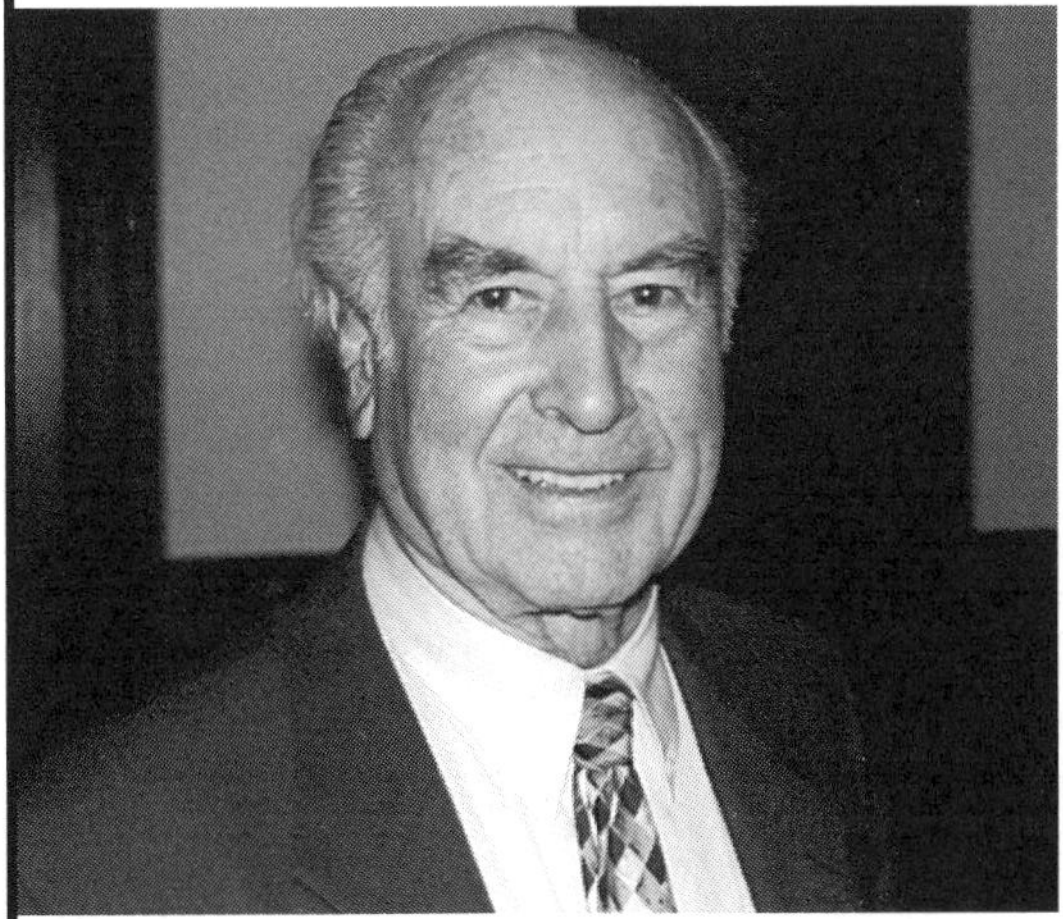

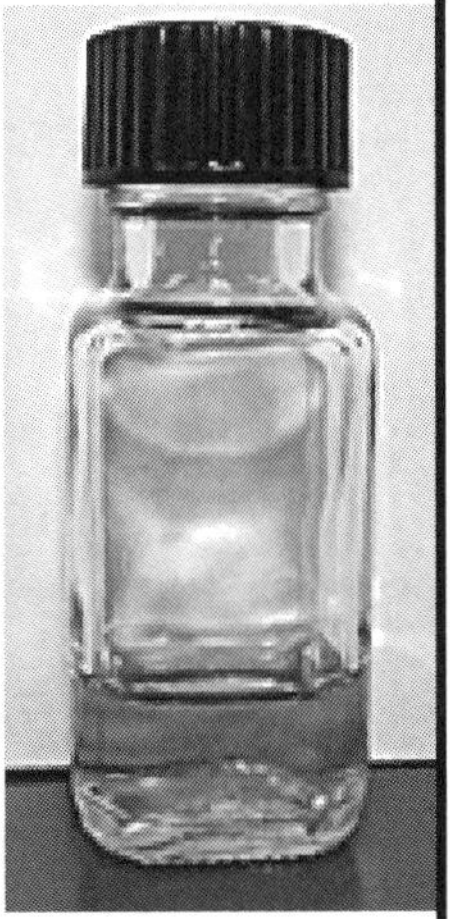

左：アルバート・ホフマン　写真：Philip H. Bailey／右：LSD 溶液

マッシュルームに人気が出たのは１９７０年代に入ってからと言えるだろう。依存性がなく、比較的安全なうえ、簡単に栽培可能なキットも販売されるようになり、日本においては、１９９０年代に脱法ドラッグとして流通するようになった。マジックマッシュルームはＬＳＤと似た作用を与えるため、次第に法規制が強化されるようになり、２００２年６月以降、日本では非合法化されている。なお、２００６年にアメリカ政府の基金によりジョンズ・ホプキンス大学によって行われたマジックマッシュルームの臨床実験では、３分の２以上の被験者が霊的体験をし、実験２ヶ月後には、78％の被験者は幸福感を得、不安・鬱《うつ》症状が改善されたと報告している。だが、逆に22％の被験者がパラノイア（妄想）を含む恐怖体験もしていることも付しておきたい。

一方、危険性が少ない幻覚性キノコとして常に世界中で注目されてきたのがベニテングタケである。ベニテングタケは、赤と白の派手な色彩をしていて、成分として含まれるイボテン酸、ムッシモール、ムスカリンなどにより、食べると下痢や嘔吐、幻覚などの症状を引き起こす。一般には、毒キノコとされるが、毒性はさほど強くなく、マジックマッシュルームとは異なり、法的な規制はない。ベニテングタケには非常に強い旨味成分のイボテン酸が含まれ、食味に優れ、長野県の一部地域では塩漬けによる毒抜き後、食用にされている。東シベリアのカムチャツカでは酩酊薬として使用され、西シベリアではシャーマンが変性意識状態になるための手段として使われてきた。

ベニテングタケは、摂取量や調理法などによって、得られる効果に差が出るが、変性意識を得るためには、乾燥後に煮出し、その出し汁を飲むケースが多い。『神々の果実』（青土社）の著者クラーク・ハインリックによると、ベニテングタケの摂取によって得られる精神状態は、イエスの教えに完全に一致するという。具体的には、「財産をすべて売り払い、貧しきものに施せ。天の倉に宝を積め。お互いに愛し合え。片方の頬を殴られたら、もう片方も差し出せ。他人を助けよ。自分がしてもらいたいことを、他人にも行え」といったすべてのことが発現されるというのだ。

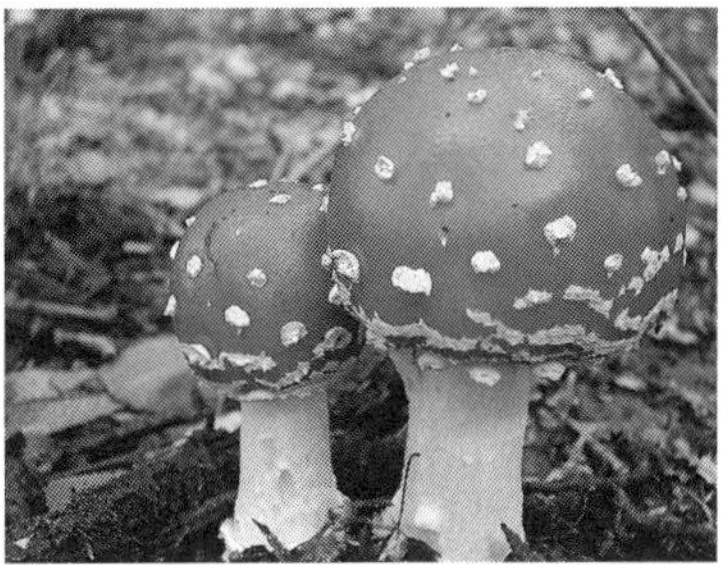
ベニテングタケ

ベニテングタケは、毒キノコと言われる一方で、様々な治癒効果を有するものとしても世界的に知られている。ドイツでは、ほとんどの薬局でその浸出液（アガリクス・ムスカリウス）が販売されており、処方箋があれば購入可能だという。6年以上にわたる投薬試験においても、いかなる副作用も見出されていないばかりか、すべての場合において、気分の改善、精神的・肉体的健康の増進などの効果が見られたという。特にそれは、抑鬱、神経性不随意痙攣《けいれん》、膀胱不全麻痺、癲癇、更年期障害、多尿症、気弱、パーキンソン病などの治療や、精神賦活に効果が見られたという。

そのような薬理作用が古来知られていたためか、アメリカの銀行家ゴードン・ワッソンは、古代インドの聖典『リグ・ヴェーダ』に登場する聖なる飲料「ソーマ」の正体が、ベニテングタケではないかと説いてきた。ソーマとは、神々と人間に栄養と活力を与え、寿命を延ばし、霊感をもたらす霊薬とされる。そのため、そのような条件に合うものは、ベニテングタケ以外にないと考えたのである。

ベニテングタケを適量摂取すると、アマゾン西部の先住民族がシャーマニズムの儀式に用いるアヤワスカ同様、嘔吐を経て、イボテン酸の作用により、仮死状態（臨死体験）を得る。すなわち、高揚感を得た後、自分の肉体を抜け出す体験を経て、自己の人生すべてが走馬灯のように駆け巡るのを見る。そして、覚醒を得るという。

菌によるマインドコントロール？　アリに寄生してゾンビ化させるタイの菌

菌類には、人間に変性意識をもたらすものもあるが、寄生相手の宿主にマインドコントロールを行っていると思わせるケースもある。

2011年5月12日付けの『ナショナル・ジオグラフィック・ニュース』に寄稿したカー・

サン（Ker Than）氏によると、ある寄生性の菌類はタイに生息するアリを「ゾンビ」に変えてしまうという。

その菌類（Ophiocordyceps属）は、自らの繁殖のために、タイの熱帯雨林の上層部、いわゆる林冠に暮らすオオアリ（学名Camponotus leonardi）を標的に寄生する。感染したアリは、しばらく自分の巣で他のアリと接触し、エサも食べるなど、いつも通りの生活を送る。だが、次第に増殖した菌はオオアリの神経系を乗っ取り、奇妙なほど具体的な異常行動をとらせ、3〜9日ほどで完全にゾンビ化する。

アメリカ、ペンシルバニア州立大学昆虫学者のデイビッド・ヒューズ氏率いる調査チームは、数年前よりアリと菌類の相互作用を評価すべく、タイに生息するオオアリの生態を追いかけてきた。そして、ヒューズ氏らは2009年の論文において「菌類が宿主に驚くほど具体的な〝命令〟を出す」と報告した。

その報告によると、正常なアリはめったに樹上の道から逸れることはないが、ゾンビ化したアリは当てもなくさまよい、痙攣《けいれん》を起こして林冠から落下する。落ちたアリは森林の下層で、地面から25㎝くらいの位置に留まる。そこは、涼しく湿気が多い環境で、菌類の繁殖にうってつけの場所である。

数日後、菌類はアリに1枚の葉をかませる。そして、アリの頭の中で増殖した菌類の細胞が、下顎を開閉する筋肉の繊維をばらばらにしてしまう。

この結果、アリは「開口障害」で痙攣を起こし、たとえ絶命しても葉をがっちりとくわえ続ける。これによって、菌類はアリの体外に向けて成長するためのベースを得たことなる。そして、その段階で菌類は毒を使って宿主を殺す。

さらに数日後、絶命したアリの頭部から、菌類の子実体、分かりやすく言えばキノコが伸びてくるのだ。そして、雄ジカの枝角にも似た子実体は胞子を放つようになり、近くを歩いている別のアリに付着する。感染してから胞子が放たれるまでの期間は約2、3週間とされ、子実体が生えたアリのほとんどが湿度95％、温度20～30℃の場所で発見されたという。

さらに不思議なことに、多くの場合、太陽光が最も強い正午に、菌類がとどめを刺していることが分かった。まだ憶測にすぎないが、ちょうど良い締めくくりのタイミングを光の強さに合わせているのかもしれないとヒューズ氏は語っている。

なお、最新の研究によって、菌類はアリの脳を直接狙うことはないが、脳や神経系に影響を及ぼす化合物を分泌しているという。ヒューズ氏は、身体器官の萎縮から推測した仮説にすぎないと断りながらも、その化合物は体の動きを制御する運動ニューロンに影響を及ぼしている可能性が高いという。

人類はいまだ菌類の正体を知らない

菌類には、このように恐ろしいものもあるが、様々な種類があり、ヒトを含めた他の生物に対して、益をもたらすのか害をもたらすのか、判別が極めて難しい。非常に付き合いの難しい道化師的な存在と言えるかもしれない。

ある時はヒトに美食という快楽や、変性意識を与える一方で、奈落の底へと突き落とすかのような不快感（最悪の場合は死）をも与えうる。

そんな菌類が有する特徴として、周囲の環境への依存度が高く、寄生性のものも多い点は注目すべきかもしれない。

基本的に、寄生者にとって、宿主の死は自らの生存を脅かすため、決して好ましいことではない。そのため、今触れた菌類のケースは小数派と言えるのかもしれない。

ただ、寄生によって宿主が重大な病気や命に関わる被害を受ける場合は確かにあり、そのような現象は、寄生者が微生物である場合に多く見られる。それに対して、ある程度以上の大きさの寄生者は、宿主にそれほどの損害を与えない場合が多い。これは、寄生者が、宿主間を移動するのが非常に困難であるためだと推測されている。

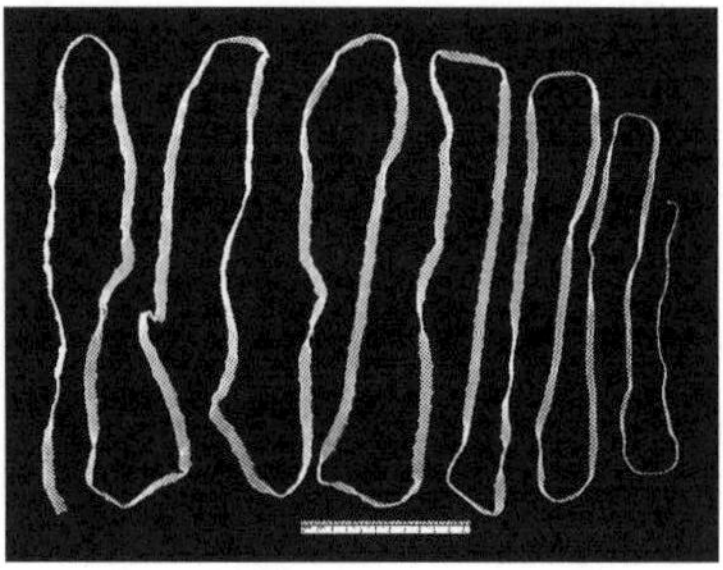
サナダムシの成体

例えば、サナダムシは体長が最大で10mにも達し、たいていの場合、宿主の健康を害することはない。中にはダイエットとして意図的に寄生させる人もいる。逆に、微生物は、空気感染や接触感染により、比較的容易に宿主間を移動できる。したがって、宿主を殺すことは、寄生者の生存にとってさほど負担にならないと考えられる。微生物が寄生者で、その寄生によって宿主が生活上の負担を強いられる場合、その寄生者は病原体ということになる。

宿主に益をもたらす共生者と言える菌類もあれば、宿主を欺《あざむ》く寄生者と言える菌類もある。また、その関係が、途中で変化する場合もある。そんなこともあり、我々は真菌に関して、まだまだ十分な理解が進んでおらず、真菌症の治療法も十分に確立されていないように感じられる。

我々は長い間、幻覚成分を産生するキノコを筆頭として、真菌に騙され続けてきたのだろうか？　それとも、真菌から目を背けるように特定の人々に仕向けられてきたのだろうか？

これから紹介する人物の発見に関して振り返ると、そう考えさせられるのである……。

第二章

抗菌療法とワクチン療法／製薬業界が葬りたいシンプルな治療薬

ガン消滅①――抗「真菌」療法
――炭酸水素ナトリウム、海水、ヨウ素、MMS、セシウム

ガン患者はガン治療で死んでいる！

20世紀の初頭では100人に1人、今日では3人に1人がガンで死んでいる。そして、そのうち2人に1人がガンで死ぬようになると言われている。日本ではガンによる死亡率は心臓病や脳卒中を超えて第1位である。医学の発展により、他の多くの病気が克服されてきたこともあり、相対的にガンの注目度はますます高まっていると言えるが、裏を返せば、今日までその原因、メカニズム、治療法が十分に確立されていないことも意味する。そして、今なお、多くの研究者らがそれらの解明に取り組んでいる。

だが、これから紹介する医師は、そのような統計は不正確であり、ガン患者の多くはガンで死亡しているのではなく、ガン治療によって死んでいるのだと主張する。実際のところ、概し

てガン患者が抗ガン剤治療を行わなかった場合の方が、例えば5年後の生存率は高いだけでなく、苦しみもほとんど味わわずに済む。彼曰く、現在行われているガン治療（特に化学療法）は、無駄に死期を早め、苦しみを与えるだけである。あるアンケート調査では、医師の4人に3人が、仮に自分がガンを患ったとしても、化学療法は拒否すると回答していると彼は言う。それだけ、化学療法を百害あって一利なしと判断する医師も多いと言える訳だが、彼もその点を強く感じてきていた。そのため、何とかして自然療法でガンを克服できないものかと思い巡らしながら、ガン患者が現代医療によって次々と死んでいくのに心を痛めていた。

そもそも何のために患者を苦しめるような治療法が世界的に普及しているのか？　これは彼にとって大きな謎であった。だが、自身が体験したある災難によって、現在のガン治療で恩恵を被るのは、ガン患者ではなく、医薬品、医療機器、医療サービスといった巨大市場で利益を上げる医療業界にあることを彼は身をもって知ることとなった。

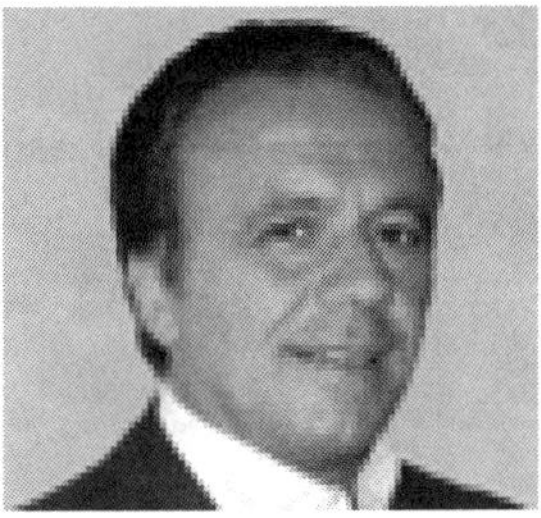
トゥーリオ・シモンチーニ

彼の名前はトゥーリオ・シモンチーニ。1951年生まれのこのイタリア人医師は、日本ではまだあまり知られていないものの、世界的には著名人である。テレビ、新聞、雑誌、インターネットなどを通じて、彼のことは大きく報じられ、今や彼のホームページは10ヶ国語で提供されている。

なぜシモンチーニ博士の名前がそれだけ世界的に知られているのか?

彼は、今から30年も前にガンの原因と治療法を発見・確立し、その普及を願い、自ら臨床試験を行った。得られた科学データをイタリア衛生省に提出して検証を求めたところ、本人の意に反して医師免許を剝奪されてしまったのである。つまり、彼が被った災難の元凶は、極めて簡単な方法でガン患者を癒してしまったことにあったのだ。

本来であれば、世界中の人々が大喜びする大ニュースとなったはずである。しかし、現実はそうならなかった。いったい、シモンチーニ博士は何をしでかしたのだろうか?

シモンチーニ博士の大発見、カンジダ(真菌)こそがガンの正体!?

ローマの大学病院で腫瘍学の医師として多くの患者を目にしてきたシモンチーニ博士は、ほとんどの場合、ガン腫瘍の色は白いことに気づいていた。宿主に寄生してその身体を我が物顔に乗っ取る菌類や冬虫夏草のような存在を思い浮かべたのかどうかは不明だが、シモンチーニ博士は本能的に次のように悟った。

ガンの正体は、細胞内に寄生しうる真菌、つまりカビによる感染なのではあるまいか? そう考えれば、腫瘍のほとんどが白色であり、頑固で転移しやすいことも説明できる……。

すでに触れたように、真菌の世界には今なお未知の領域が多く残されている。そこで、シモンチーニ博士は真菌に注目して、研究していくことにしたのである。

だが、ここで多くの読者は疑問に感じることだろう。一般に、ガンは遺伝子の変異が原因だと考えられているはずだ、と。これまで、世界中の医療関係者がガンの原因と治療法の発見に取り組んできた。そして、化学物質や放射線、ウイルス感染説が有力となった。現在では、遺伝子変異が原因と考えられるものの、腫瘍を伝染させることが可能なため、ウイルスの関与も否定しないという状況だと思われる。

筆者は真菌感染説に関して10年以上前に耳にしたことがあったが、なぜか最近まで気に留めることはなかった。真菌よりもウイルスの方にリアリティーを感じていたこともあろうが、今振り返ると、筆者自身の真菌に対する知識不足がその背景にあったと言えるのかもしれない。

さて、シモンチーニ博士は真菌を調べていき、まもなくある理解へと至った。真菌類はたくさん存在するものの、人間に対して病原性をもつ真菌はそれほど多くはない。真菌が引き起こす病気は、通常は真菌症と呼ばれる。真菌症は、真菌がヒトや動物の体の障壁を越えて定着することに起因する感染症である。

主な真菌には、放線菌（放線菌症は真菌症として挙げられるが、グラム陽性の真正細菌に分

カンジダ症とガンを生み出すカンジダ・アルビカンス

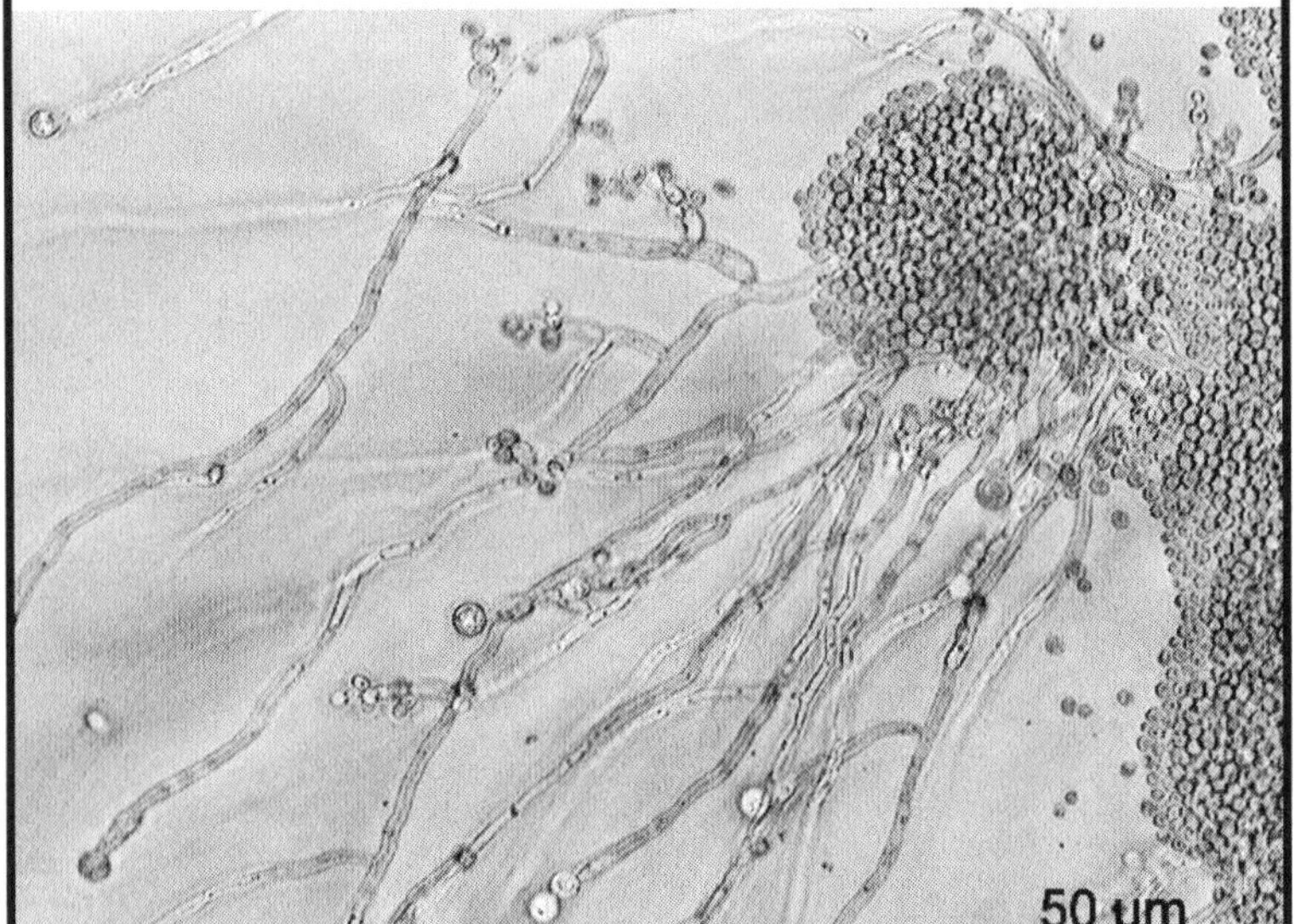

類される)、クリプトコッカス、ヒストプラスモシス、クリソスポリウム、パラコクシジオイデス、アスペルギルス(コウジカビ)の6つの菌属がある。シモンチーニ博士は、経験上、最初の5つの菌属はあまり深刻な病原性をもたないと感じていた。また、アスペルギルスはカンジダの変異と考えられた。そこで、注目したのはカンジダである。

カンジダは非常にありふれた存在である。特に有名なのはカンジダ・アルビカンス(C. albicans)で、時にヒトのカンジダ症を引き起こす病原体として知られている。元来はヒトの体表や消化管、女性の膣粘膜等にごく当たり前に生息し、特に何の影響も与えない。だが、主に体調が悪い時に病変を起こす日和見《ひよりみ》感染の原因となる。ちなみに、日和見感染とは、健康な動物では感染症を起こさないような病原体が原因で発症する感染症である。

ガンがヒトにとってありふれた病気である以上、ありふれた真菌に注目していくことは重要で、カンジダはまさにそれに該当した。そこで、シモンチーニ博士は、カンジダこそが腫瘍を生み出す病原体、つまり、ガンの正体なのではないかと考えたのである。

ガン発生のメカニズム――ガン患者の100%にカンジダ菌がいる!

シモンチーニ博士によると、植物の世界では、ガンは真菌の侵入によって起こる。同じことがヒトに起こっても決して不思議なことではないと考えた。事実、生体及び死体解剖において、常に真菌は発見されてきた。そして、カンジダという特定の真菌が高い確率でガン患者から見出されることに気づいていた人々がいた。

例えば、R・L・ホプファー、U・カベン、W・T・ヒューズ、T・E・キーンらは、順に79%、80%、91%、97%の確率でガン患者の組織内にカンジダ菌が存在したことを報告していた。カンジダ菌を生体において見つけることは極めて難しいため、これらの数字は非常に興味深い。他にも、R・S・エスクーロ、Z・O・カラエフ、T・J・ウォルシュらもガンとカンジダ菌が同居することを報告している。

一方、O・ウズンは1974年から1999年にかけて、患者に見られるカンジダ菌に関するデータと致死を含めた症状の前兆について要因を分析しているが、ガン患者の致死率は33〜75%で、これはカンジダ感染とは無関係だと結論付けている。

なぜなら、通常、カンジダ感染は、腫瘍《しゅよう》性病変によって生体（ヒト）が衰弱・疲労した結果であると解釈されているからである。だが、シモンチーニ博士の見解はそれとは真逆で、カンジダ菌の攻撃は、表面的な病原性段階、つまり、典型的な上皮カンジダ症を経てから、次のようなステップで発ガン性を発揮していくという。

① 様々な器官の結合組織の奥に根を張る。
② 真菌のコロニー（菌叢《そう》）を被嚢《ひのう》しようとする生体反応の刺激で拡大し、腫瘍形成という結果をもたらす。
③ 周辺組織と離れた場所（転移）の双方で成長する。
④ 広く浸潤《しんじゅん》していく結果、生体の疲労が進む。この段階は極めて多く認められ、「日和見《ひよりみ》性」とみなされる。
⑤ 転帰《てんき》（病気進行の結果、ある状態に至ること）

また、R・L・ホプファーは、白血病患者から常に4種類以上のカンジダ菌を発見していた。N・アクソイカンは、カンジダ菌の7つの異なる群体が実際に同じ抗原構造を持っていることを示した。F・C・オッズは、いかに同じカンジダ菌の群体が、異なる解剖学的な部位で異なる時期にコロニーを形成しうるかを報告した。J・ヘルスタインは、カンジダ・アルビカンスの群体から片利共生《へんりきょうせい》（共存しながら一方は利益を得るが、もう一方には共存によって利害が発生しない）と病原性の双方を説明しうる、共通のクローン源を発見した。

一般の医学者らは、真菌は病気が発症した後に発達したものであると信じ、カンジダ菌が高い確率でガン患者から見出されるというだけの解釈に甘んじてきたと言えるが、シモンチーニ博士によれば、ガン患者からは100%カンジダ菌が発見される。なぜなら、カンジダ菌こそがガンの元凶であるからだ。

それでも、カンジダ菌が存在するからガンが発症する訳ではないとシモンチーニ博士は説明する。カンジダ菌は人体内ではごくありふれた存在である。そのため、ヒトの免疫力が衰え、カンジダ菌が体内で過剰に蔓延する場合にのみカンジダ感染が日和見的にガンを生み出すというのだ。

「真菌感染」という腫瘍学の新概念

シモンチーニ博士によると、ガンという腫瘍が形成されるのは、ヒトの免疫システムがある大きさを超えた真菌コロニーを異物と解釈して、冒された組織内のその型の細胞に対して被嚢反応を起こすためだという。

まず、侵入の最初の段階では、その生体は増殖性の真菌を包含しようと成熟細胞を送ることができる。これが腫瘍分化の現象である。そのコロニーがさらに強力になると、組織は疲弊し、正常な分化機能・形態を喪失して、胎生期の状態に戻ったような退形成に向かう(異常増殖)。さらに、1つの器官内の分化組織と結合組織の比が、反応能力と腫瘍形成の悪性度を決定する。

（影響を受けない）不活性な細胞が少なければ、腫瘍はより悪性で浸潤性をもつことになる。

それぞれの組織は抵抗力において違いがあり、攻撃され得ない不活性な組織（筋肉や神経）とただの結合組織がある。その2つの中間にあたる腺組織は、真菌を被嚢する一定の能力をもつ複雑な構造を備えているため、その浸潤性を帯びた攻撃に対して良性腫瘍を作り出すことで対抗できる。

例えば、胸腺を考えると、かつては転移性良性腺腫と呼ばれた、袋に包まれた濾胞《ろほう》状ガンのように、たとえ良性の組織学的特徴をもっていても、この腺における腫瘍形成はあらゆる悪性の段階をとり得る。

これが起こり得るのは、良性腫瘍の概念は絶対ではないからである。通常、真菌細胞は分化細胞の壁を通り抜けられないとされているが、それは特別な状況下でも起こらないとまでは言えない。腫瘍学においては「稀《まれ》」だとみなされるとしても、真菌感染という概念を持ち込むことによって、その例外は説明され得る。つまり、腺組織が疲弊する時に、良性腫瘍は悪性腫瘍になるというのだ。

カンジダ症と同じ治療法ではガンに対して効果なし……

しかし、ガンの原因がカンジダ菌にあるとしたら、カンジダ症と同じような治療法で対処できないのだろうか?

カンジダ症とは、カンジダ・アルビカンスを筆頭に、いくつかのカンジダ属菌を原因とする真菌症の1つである。口腔カンジダ症や性器カンジダ症のような表在性のものから全身性の致命的となり得るものまで含まれる。後期のカンジダ症はカンジダ敗血症と呼ばれる。

その原因は、ビタミン欠乏症による免疫力の低下に伴い、悪玉菌が増加する日和見感染にあるとされる。すでに触れたように、カンジダ菌そのものは、ヒトの体表や消化管、それに女性の膣粘膜に常在し、ほとんどの場合は特に何の影響も与えない。また味噌やワインの発酵などにも関与しているとされる。

そして、カンジダ症の治療には、主にビタミン剤と乳酸菌整腸薬の内服と抗真菌薬の外用が効果的であるとされる。

そのため、当然のことながら、シモンチーニ博士はガンに対して様々な抗真菌薬を徹底的に試してみたが、ほとんど効果が得られなかった。腫瘍が極めて小さい初期の段階においては、アゾールまたはアムホテリシンＢ（抗真菌剤）を非経口的に投与することで、いくらかの効果が認められたものの、伝統的な抗真菌薬は腫瘍の治療にはほぼ無効であった。

なぜなら、硬く固まったコロニーの表面部分にのみ影響を及ぼし、最初の投与後にはすぐに耐性を持ってしまうためである。固体状感染は細菌感染よりもはるかに強力で、ちょっとした真菌感染でも半永久的に生き残ってしまう。それは、シモンチーニ博士の観察によると、真菌が素早くその遺伝子構造を変異させせられることにある。初期の段階においては、真菌は抗真菌薬に敏感に影響を受けるが、まもなくすると、いわば自らを再編成し、ダメージを受けることなくそれらを代謝させる。逆説的に言えば、真菌は生体に対する抗真菌薬の高い毒性から利益を引き出すのだ。例えば、骨盤硬化をともなった前立腺ガンでこれは顕著に見られる。最初、抗真菌療法は症候学的には非常に有効ではあるが、時間の経過とともにその効力は失われていってしまうのだった。

これは筆者による印象だが、このように厄介な真菌の生態は、まるで雷や物理的な衝撃で、菌類であるキノコが発生と成長を促されることを彷彿させる。もちろん、雷や物理的衝撃とは、外科手術、放射線療法、化学療法等に相当する。

きっかけは乾癬治療の成功――塩によって治療可能！

だが、ある時、シモンチーニ博士はガンの治療法を見出すきっかけを得ることになる。それは、慢性の皮膚角化疾患である乾癬《かんせん》の治療にあった。乾癬は、白色人種系に多く見られる難病で、現在でもその原因は明確に分かっていない。いくつかの遺伝子座が候補遺伝子領域として注目されているが、近年では、慢性関節リウマチ、クローン病、潰瘍性大腸炎と同様に、Th17細胞性慢性疾患と考えられるようになり、認可された薬剤で効果を上げつつある。

ちなみに、Th17細胞とは、免疫システムの中心的役割を果たすT細胞の一種で、特に細菌（例えば緑膿菌など）や真菌（例えばカンジダ菌など）に対する感染防御に極めて重要な役割を果たしていることが知られている。だが、正統医学においては決定的な治療法は確立されておらず、元々の体質的な素因に精神的、肉体的なストレスや紫外線不足、西洋的な食生活などが関係して発病している可能性も考えられている。

乾癬の症状は皮膚に赤い発疹とその上に白色の鱗屑《りんせつ》（皮膚上皮の角質細胞が剥がれ落ちたもの）を伴う発疹が出現する。様々な対症療法が試みられているが、臓器のような病気とは異なり、皮膚表面に直接薬剤を塗り付ける方法が患者には負担の小さい治療法である。

こんな乾癬を根本的に治療できる方法が発見できれば、医学史において非常に画期的なことであり、ノーベル賞受賞も夢ではない。

試行錯誤の中、シモンチーニ博士は、その治療困難とされる表在性の乾癬に対して、滅菌作用のある「塩」を繰り返し塗って試してみた。すると、意外にもあっさりと乾癬を完治させることに成功してしまったのだ。そこで、シモンチーニ博士は塩という滅菌作用の強い物質が何かを殺したのだと考えた。そう、それは真菌なのではあるまいか？

乾癬の治療法を見つけ出したことは世紀の大発見ではあったが、それは通過点にすぎず、シモンチーニ博士の関心は他の大きな問題、つまりガンにあった。【注3】一般には、乾癬は真菌感染の結果とは考えられていないのと同様に、ガンも真菌感染の結果とは考えられていない。双方ともに、遺伝子変異が疑われ、ストレスや食生活などの生活習慣が影響していると考えられている。だが、乾癬とガンはある意味では似ている……。乾癬が塩によって治療可能なのであれば、ガンも塩によって治療できるのではあるまいか？

【注3】乾癬の治療は難しい病気ではあるが、第一章で触れたようにホウ砂・ホウ酸でも治療可能とされる。

炭酸水素ナトリウム（重曹）のアルカリ作用でガンが消えた！

シモンチーニ博士は、塩が真菌の治療に有効であることは理解していた。だが、それは、乾癬患者のように、皮膚表面に塗る程度のことであった。皮膚ガンの患者には有効であるとしても、人体内部にガン細胞を抱えた患者に対しては、塩では強力すぎる。シモンチーニ博士は、他に代わりとなるものを探した。

そんな時、シモンチーニ博士は、母乳で育てられた赤ちゃんの中咽頭カンジダ症に対して、炭酸水素ナトリウムが手っ取り早い強力な武器となり、3、4日で癒すことができたのを思い出した。そして、経口摂取や静脈注射等で治療できないだろうかと実験を始めることとなった。

炭酸水素ナトリウムは、通称「重曹」であり、重炭酸ナトリウム、重炭酸ソーダ、ベーキングソーダといった別名もある。常温で白色の粉末状で、水溶液のpHはアルカリ性を示す。通常は、塩化ナトリウム溶液の電気分解で得られた水酸化ナトリウム溶液に二酸化炭素を反応させて製造するが、天然の鉱物を精製しても得られる。一般の人々にも馴染み深いものであるが、炭酸水素ナトリウムは、極めて拡散性が強く、真菌が容易に自らを複雑な構造に編成しうる能力を封じて、長時間に及んで堅固なガン塊に浸透していく能力を備えていた。

腫瘍はアルカリ性に極めて脆弱な酸性を示す。そんな背景もあり、炭酸水素ナトリウムの浸透スピードは極めて速く、真菌の有する素早い適応能力を超えるのだった。これは、シモンチーニ博士にとって、人生最大の発見であり、唯一炭酸水素ナトリウムは、堅固に容積を占める感染に対して浸透し得る物質と考えられた。【注4】

とはいえ、真菌の生命力は極めて強健なため、炭酸水素ナトリウムによる治療においても、特に初期の段階は重要だ。十分な投与量で中断なく治療が続けられなくてはならない。それが守られれば、例えば、2〜4㎝程度のガン塊は治療を始めて3、4日目には着実に退化が始まり、4、5日目でガン塊は崩壊する。

概して、静脈注射（点滴）で一度に投与される量は、5％の炭酸水素ナトリウム溶液500ccであるが、各患者の状態や転移状況に応じて、投与量を20％程度増減させる（上限は8・4％で500cc）。この投与量を守れば、無害なことが分かった。各治療において、腫瘍コロニーは3、4日で退行し、4、5日で崩壊するため、6日間の投与で十分である。完全な有効サイクルは、6日間投与し、6日間中断することを4回繰り返すことである。もちろん、小児の場合は、体重や年齢に応じて投与量を調整して治療が行われる。

【注4】あくまでもシモンチーニ博士の考えであり、ホウ素他、のちに触れる抗菌薬でも効力が発揮される可能性がある。

過去30年以上、シモンチーニ博士は数多くの患者を炭酸水素ナトリウムを用いて治療してきたが、深刻な糖尿病性ケトアシドーシス、心臓呼吸性蘇生、妊娠、血液透析、腹膜透析、薬理中毒、肝障害、血管手術など、他に特別な状況を抱えていても、何の問題も発生していない。ただし、心臓、腎臓、肝臓に重篤な問題を抱えている患者に対しては、その患者が耐えうる最大量に調整して治療が行われる。

皮膚ガンを治療するには、外皮の層が厚いために、7%のヨードチンキ（iodine tincture）を1日20~30回、患部に散布する。この治療によってガンは消失し、再発することはない。

炭酸水素ナトリウム治療による副作用は稀《まれ》である。いくらかの人々が多少の喉の渇きを感じるか、一時的な疲労を感じるのがその大半である。ただ、ガンが進行し、いくつもの場所に大きな腫瘍が認められる場合、治療を始めて最初の数日間に、39℃まで発熱するケースはある。これは、主にコロニー（菌叢《きんそう》）の激しい溶解――時に、カテーテル法によって解消され得るが、膀胱の閉塞と関連した一時的な腎不全や高い澱粉《でんぷん》含有をもたらす――の影響によるものである。頭痛の再発、高血圧や低血圧が現れることは稀で、現れたとしても軽微であり、余効（後作用）はないと言える。【注5】

【注5】のちに触れるヤーリッシュ・ヘルクスハイマー反応を参照。

ちなみに、これらの諸症状への対処は、主に、塩化カリウムと生理食塩液を加えた5％または10％のグルコース・ホスファターゼ溶液を1時間静脈注射することで行われる。これによって、概して、対症薬を使用することなく、循環する分解産物の排出を促し、標準値に戻せるという。

イタリア衛生省に報告するも、医師免許剝奪そして投獄される……

トゥーリオ・シモンチーニ博士が治療した初期の患者の1人に11歳の少年がいる。その少年は白血病を患っていて、午前11時半に昏睡《こんすい》状態で到着した。シシリー島の小さな町から移送されて、パレルモ大学とナポリ大学でいくらかの化学療法を受け、最終的にシモンチーニ博士が勤めていたローマの大学病院まで運ばれてきたのだった。

絶望の淵に立たされた母親は、ローマに運ばれるまでの15日間、その少年とまったく会話もできていないとシモンチーニ博士に漏《も》らした。そして、母親はもう一度息子の声を聞きたいと言った。

シモンチーニ博士は、真菌コロニーが脳に浸潤したとともに、これまで行われてきた化学療法による毒のため、昏睡状態にあるという意見を述べた。加えて、炭酸水素ナトリウム塩でそのコロニーを破壊すると同時に、酵素のグルコース・ホスファターゼ溶液によって脳に栄養を送って解毒することで、症状を反転させられる望みはあると伝えた。

そこで、すぐに母親の同意を得て、炭酸水素塩とグルコース溶液の静脈注入の点滴が始められることとなった。その後外出したシモンチーニ博士が大学病院に戻ってきた午後7時、早くも大きな変化が現れていた。驚いたことに、泣き叫ぶ母親に対して少年が話しかけている様子をシモンチーニ博士は目にしたのだった。

この体験により、シモンチーニ博士は自分が正しい道を歩んでいると確信した。

このようにして、それまでなす術のなかったガン患者をシモンチーニ博士は次々と救っていき、ガンは真菌感染の結果であり、それは炭酸水素ナトリウムによって容易に治療できるという確信をさらに深めていった。そして、シモンチーニ博士は自分の発見を、適切な科学的プロトコル（実施要綱）で検証してほしいと願って、イタリア衛生省に治療成果を添えて報告することにした。

ところが、自己の発見が評価されるどころか、炭酸水素ナトリウムによる治療には科学的な根拠はなく、イタリア当局で公認されている治療法ではないとして、シモンチーニ博士は医師免許を剝奪《はくだつ》されてしまったのである。

さらに不幸なことに、免許を剝奪されたシモンチーニ博士によるガン治療は、とてつもないイカサマであるとして、テレビ、新聞、雑誌などの主要メディアを通じて大バッシングが展開されたのだ。テレビに登場した権威ある医師たちはシモンチーニ博士の治療法を批難し、報道関係者も茶化し、攻撃した。

そして、追い討ちをかけるかのように、繰り返しの不法行為で患者を死に至らしめたとして訴えられ、ありもしない事件で、3年の刑に処せられたのだ。

もちろん、イタリア衛生省だけでなく、海外の腫瘍学研究所、そして腫瘍学会もシモンチーニ博士の研究とその成果に気づくようになっていた。だが、救われた患者を除いて、彼を支持する専門家は誰もいなかった。シモンチーニ博士の周囲の同僚たちは及び腰になっていき、ガンに対しては「遺伝子」という呪文を口にすることだけが許されるかのような雰囲気が漂っていた。

自分は決して彼らのように働いて一生を終えることはできないとシモンチーニ博士は心の中で思った。現実問題、これでは埒《らち》があかない状況にいたが、彼は決して諦めなかった。彼には多くの偉大なアイディアがあり、いくつもの否定しがたい成果を上げていたが、権威ある医学界においては、腫瘍に侵された患者でそれらを実際に検証する機会が得られなかったのだ。

それでも、シモンチーニ博士は、辛抱強く患者を1人ずつ治療しては結果を積み重ねていくと同時に、できるだけ多くの人々に知ってもらおうと努力する道を選んだ。特に代替医療の分野においては、少なくとも開放性があり、従来の正統医学にすでに批判的な態度を示していた医師や専門家らと接触する機会も見込まれたため、積極的に関わっていくことにした。

シモンチーニ博士はインターネットで検索と交流を始めると、まもなく、自分の理論普及に協力してくれる人々を見つけた。彼らは、正統医学という不毛で硬直した世界に対して個人的な戦いを続けるようにシモンチーニ博士を勇気づけてくれたのだ。

シモンチーニ博士は、自分の考えは決して消えゆくことはなく、どこかに根付いていけるという認識に慰めを求めた。そして、自分のメッセージに妥当性があれば、遅かれ早かれ、それは多くの人々に受け入れられるようになるという望みを持ち始めた。

そのようにして、インターネットを通じて得た賛同者たちだけでなく、カンファレンス、インタビュー、コンベンションなどを通じて、ガンは真菌感染の結果であるというシモンチーニ博士の腫瘍感染理論が少しずつ人々の耳に届くようになっていった。そして、活動領域が広がったことにより、シモンチーニ博士に炭酸水素ナトリウム療法を学ぶ医師らも現れ、多くの注目すべき体験と臨床試験を積み重ねていく機会を得ていくことになった。

限界を克服、進化した炭酸水素ナトリウム療法！

シモンチーニ博士の長年の経験から、最善の治療法は、炭酸水素ナトリウムを腫瘍にできるだけ直接触れさせるようにすることにある。消化管には経口投与、直腸には浣腸、膣や子宮には圧注、肺や脳には静脈注射（点滴）、上気道には吸引で対処する。乳房やリンパ節、皮下の腫瘍には局所灌流《かんりゅう》（血管を通して人為的に流すこと）で治療できる。

だが、ある種のガンに対しては対処できないか、十分に対処できなかった。例えば、脳や骨の中の深刻な腫瘍においては、治療効果を発揮できなかった。何か方法論的な改良が必要なことをシモンチーニ博士は悟ったのだ。

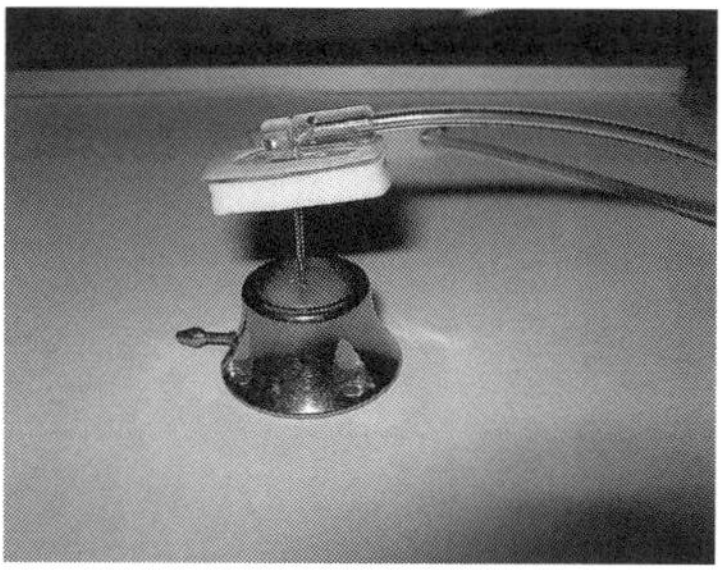

ポートに挿入されたカテーテル

そこで、シモンチーニ博士は、何人もの仲間、特に放射線医師と連絡を取り、それまでアクセスできなかった部位にまで炭酸水素ナトリウムを行き渡らせる知恵を仰いだ。そして、まもなく解決策を見出すことに成功した。

それには、特定の動脈に造影剤を注入してX線照射で視覚化する「選択的動脈造影法」と、カテーテルをつなぐために使われる小さな留置ポートが利用される。これらによって、腫瘍に栄養を送り込む動脈に小さなカテーテルを直接挿入して、奥部に炭酸水素ナトリウムをピンポイントに十分投与することが可能となったのだ。

具体的には、肝臓、膵《すい》臓、前立腺、四肢の動脈や、胸膜や腹膜の腔に適切なカテーテルを挿入することで、あらゆる臓器を炭酸水素ナトリウムで治療できる。さらに、頸《けい》動脈の選択的動脈造影によって、脳内の腫瘍に対しても、手術をすることなく、完全なる無痛での治療が可能となったのだ。

これによって、ほぼすべてのガン患者が無害な重炭酸塩による治療の恩恵を受けられることが判明した。ただし、筆者が「ほぼすべて」と言ったのは、現状では唯一限界も残されているからである。それは、脊椎や肋骨のようないくらかの骨であり、動脈灌流《かんりゅう》では十分な量を対象部位に到達させられないのである。

だが、シモンチーニ博士は過去30年間にわたり、医者が治療を諦めた末期患者を含め、数多くのガン患者を完治させ続けている。一部の例外はあるものの、シモンチーニ博士の炭酸水素ナトリウム療法によって、ほぼすべてのガン患者を救えると言っても過言ではなく、本人も揺《ゆ》るぎない自信を持っている。問題は、医薬品業界と医学界がそれを認めるかどうか次第なのである……。

ルネ・クイントンの奇跡の「海水療法」――コレラ、結核、無栄養症、湿疹を改善！

シモンチーニ博士が乾癬の治療に塩を用いて成功を収めたことは先述の通りであるが、ここで塩に関連したもう1つの治療法を紹介しておこう。

塩というと読者は何を思い浮かべるだろうか？　塩は、我々が生きていくために欠かせないものであり、世界中の人々が保存や調味料に使う。また、この地表の約7割を占める海は、塩水で満たされている。海水は濃度3％を超えて塩辛いが、様々な生命を生み出してきた羊水（妊娠時に羊膜内を満たしている液）のような液体である。太古の海は現在よりも塩分濃度が低く、様々なミネラルが溶け込んだ血液（血漿《けっしょう》）と成分的にほぼ一致したと言われている。

1912年にノーベル生理学・医学賞を受賞したアレクシス・カレル博士（1873－1944）は、ニワトリの胚の心臓の一部を、生理食塩水と似た栄養培地に置いて、ただ老廃物を毎日取り除き、培地を交換することを続けた。すると、48時間ごとに組織は2倍の大きさになり、20年後でも成長していたという。これはニワトリの寿命を超えるもので、新鮮な栄養培地においては、半永久的に組織を培養できる可能性を示した。この実験は再現されていないものの、太古の海水、羊水、血漿、生理食塩水などには、生命を長く健康に維持できる「何か」が

奇跡の海水療法①

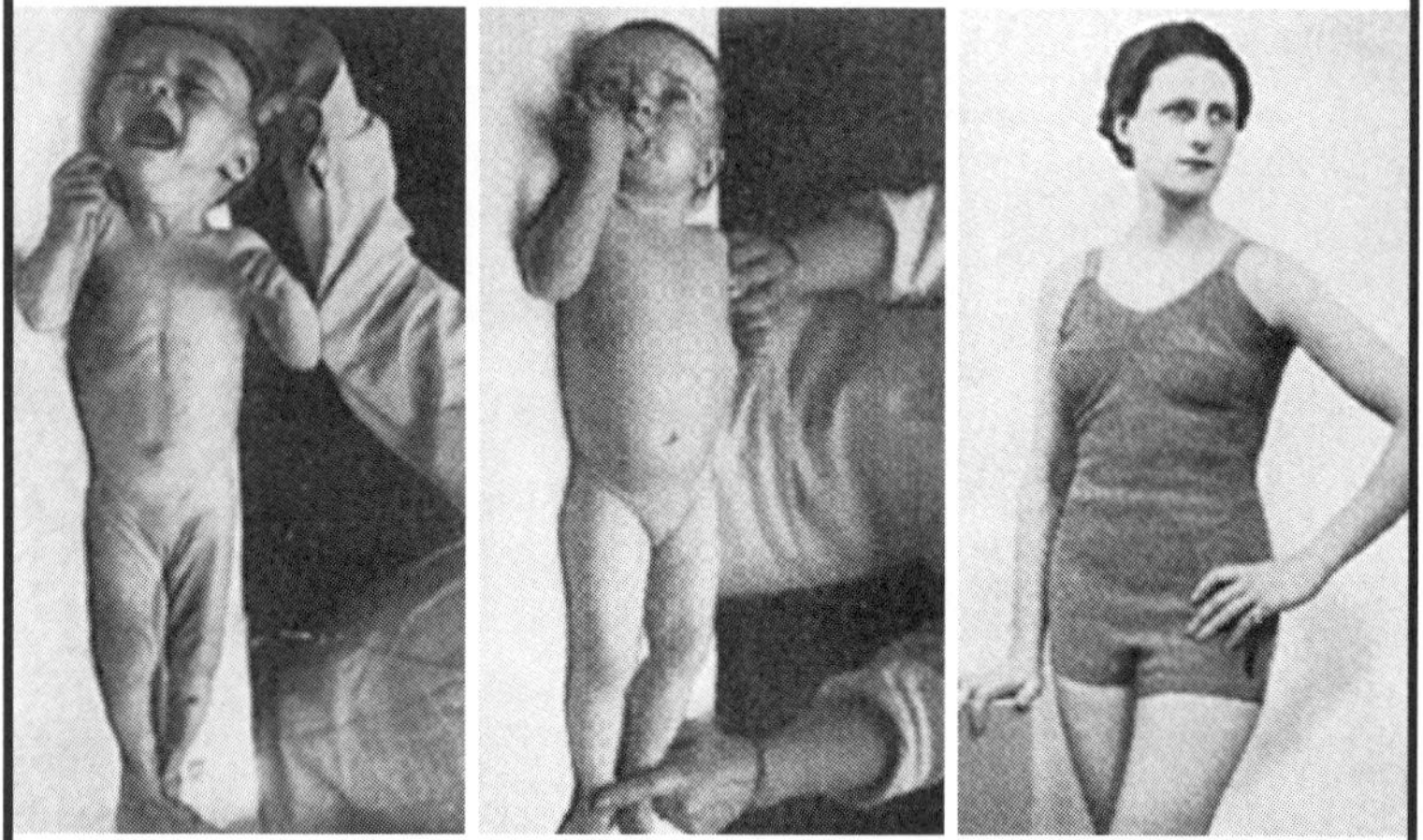

生後４ヶ月と10日の女児。無栄養症で、体重は標準の54％しかなかったが、６ヶ月の海水療法で完治。26歳になっても後遺症は現れなかった。

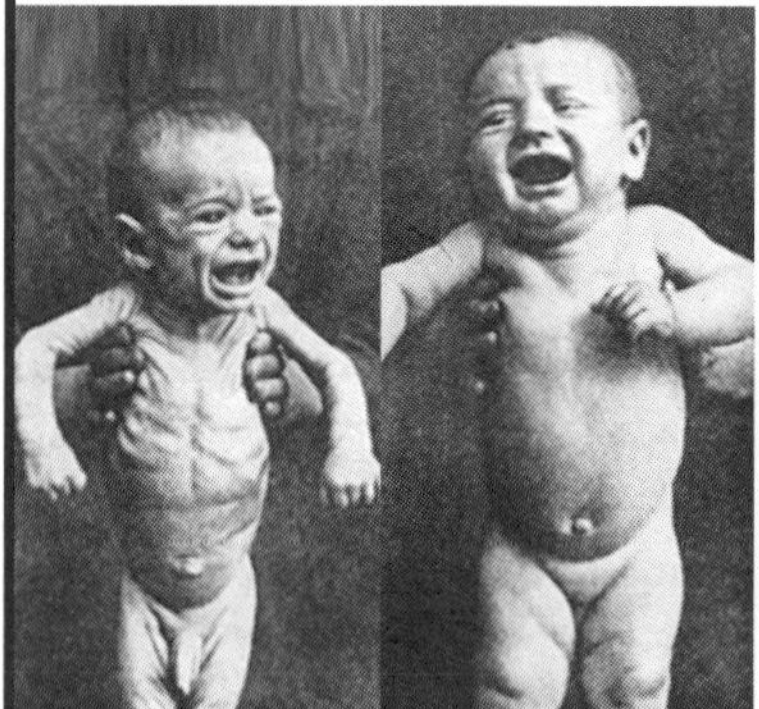

（左）生後３ヶ月と10日の無栄養症の幼児。
（右）３ヶ月の海水療法で完治し、3150ｇ体重を増やした。

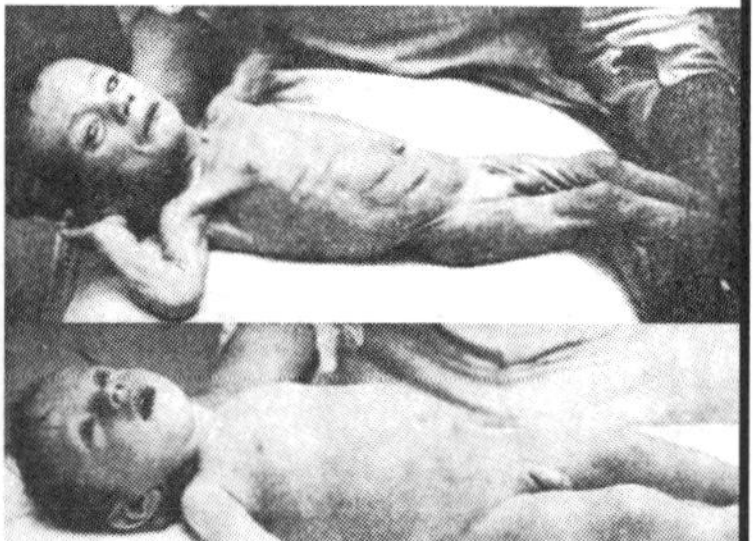

（上）コレラに侵された生後10ヶ月の男児。
（下）海水療法により完治し、３ヶ月で1660ｇ体重を増やした。

奇跡の海水療法②

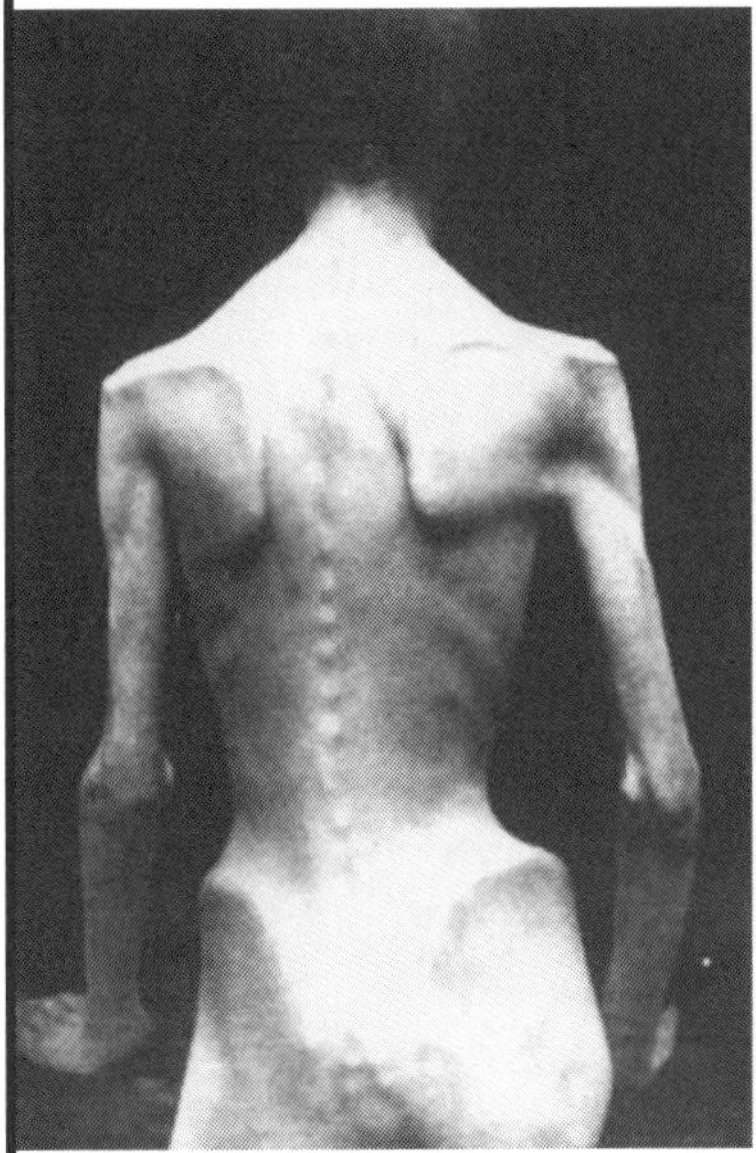
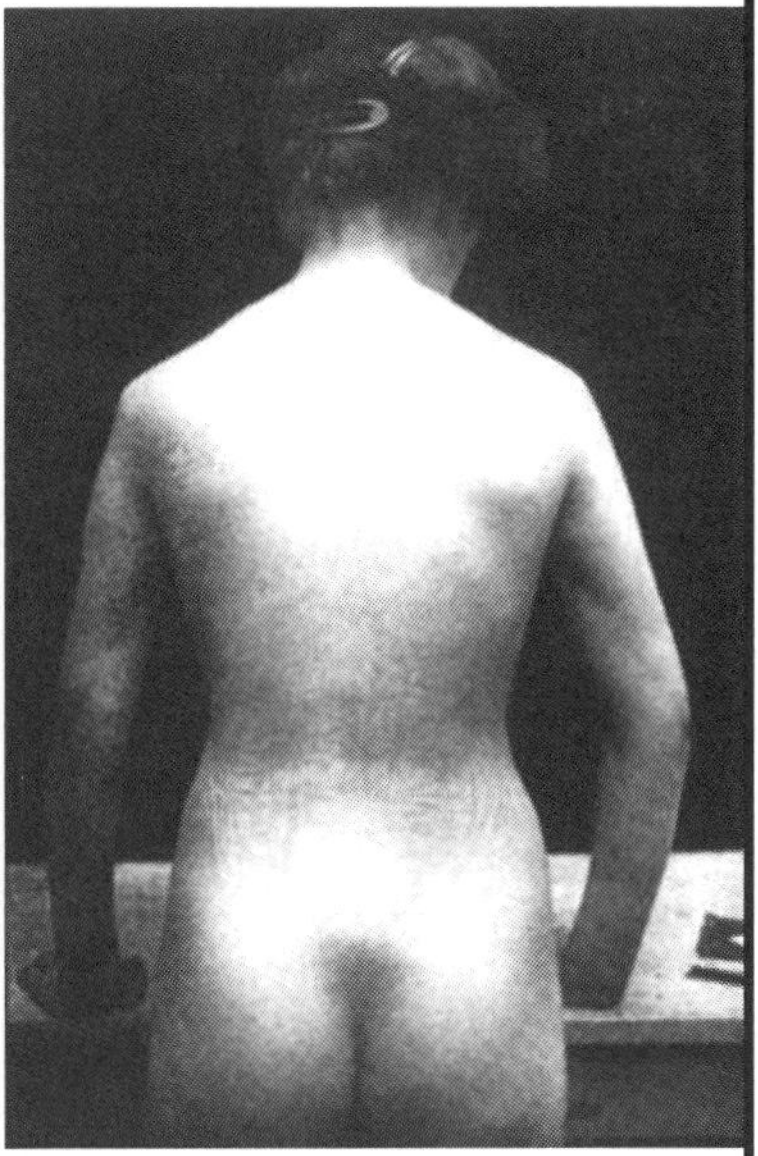

(左) 2ヶ所の病院で入院していたが、改善を見なかった消化障害、慢性腸炎、悪液質の20歳の女性。(右) クイントン血漿を30cc、50cc、75ccの週3回、2ヶ月間で合計1000cc接種により完治。

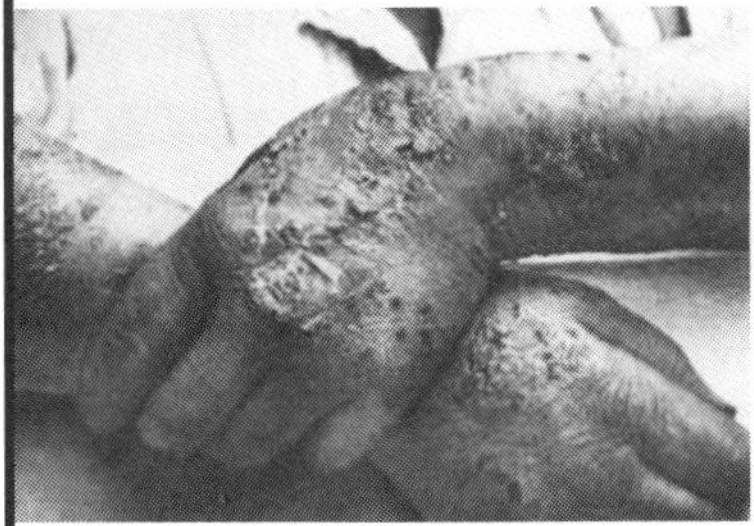
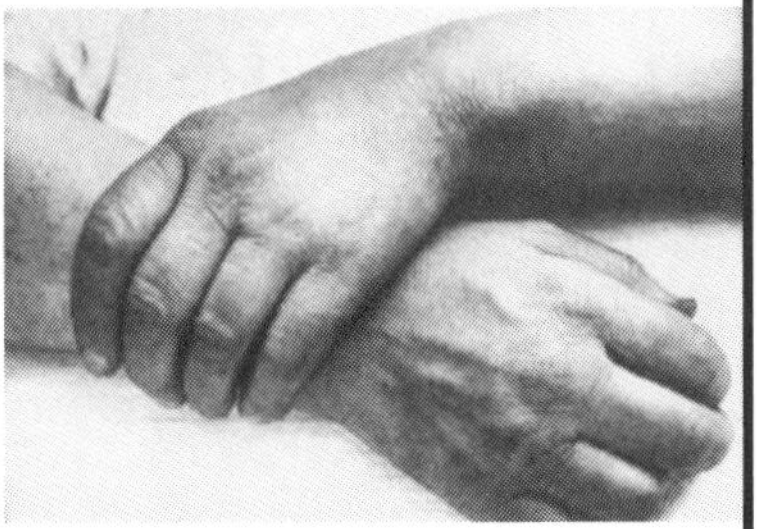

(左) 全身に強い痒みを伴う湿疹に侵された50歳の女性。(右) 30cc、50cc、100ccと、クイントン血漿を週2回接種。3回目の接種で痒みは消え、35日で計560cc接種して完治。

存在することを思わせる。

　フランスのダーウィンと呼ばれたルネ・クイントン（１８６６－１９２５）は、19世紀末に同じくフランスの生理学者・医師のエティエンヌ＝ジュール・マレー（１８３０－１９０４）とともに働いた自然主義者《ナチュラリスト》・生理学者・生物学者である。クイントンは、学問・教育の頂点に位置する国立高等教育機関コレージュ・ド・フランスの病理生理学研究所で助手として働き、「種属間の体温と塩分濃度」を研究し、海水はヒトを含めた哺乳類の血液と似て、それを飲用・注入（注射）に利用できることを確認した人物である。動物実験と臨床試験に成功して、通称「クイントン血漿」（または「海洋血漿」）は多くの国々で医薬品として認定された。

　もちろん、20世紀の初め、ガンはそれほど多く見られる病気ではなかった。そのため、結核のような他の様々な病気治療に利用されたが、クイントンは多くの医師らの助けを得て、フランスとエジプトにおいて数千人の患者を救った。中には、コレラで瀕死の赤ちゃんが奇跡的に回復した様子、無栄養症で死人のようにやせ細った赤ちゃんがふっくらと健康的な体型に戻った様子、湿疹《しっしん》に侵されて出血していた皮膚がきれいに回復した様子など、今から１００年も前にクイントンは患者の治療前と後で比較できる写真を残していた。

　当然、現代の海水をそのまま治療に用いるには塩分が強すぎる。そのため、適切に希釈された海水を注入して血液にミネラルを補充し、血液のpH《ペーハー》値を弱アルカリ性の標準レベルに戻し、電解質にバランスを与えることで、様々な難病の治癒に成功したのだった。

犬の血液を海水に入れ替える！　実験で証明された究極の免疫強化療法

現在の海水には、主成分の塩化ナトリウム（77・74％）の他、塩化マグネシウム（10・89％）、硫酸マグネシウム（4・74％）、硫酸カルシウム（3・60％）、硫酸カリウム（2・46％）、炭酸カルシウム（0・34％）、臭化マグネシウム（0・23％）などが溶け込んでいる。また、ヨウ素、アルミニウム、銅、ウラン、トリウム、銀、水銀、金などの他、無数のミネラルと微量元素が海水には含まれている。

それもそのはず、雨が降ると、陸上の様々な栄養素は水で洗い流され、川や地下水などを通じて最終的には海に流れ着く。海は栄養分に満ち満ちていると言える。

ただ、海水はどこから採取しても構わないという訳ではない。海水は採取する場所によって塩分濃度も成分も異なる。海岸からの距離、海底の地形や植生、海流や水深等にも影響を受ける。また、海水を採取する容器は、金属であってはならず、ガラス瓶か食品グレードのプラスチック容器に限られる。温度管理も重要で、冷たい状態を維持しないと、海水に含まれる活力源が死んでしまうという。

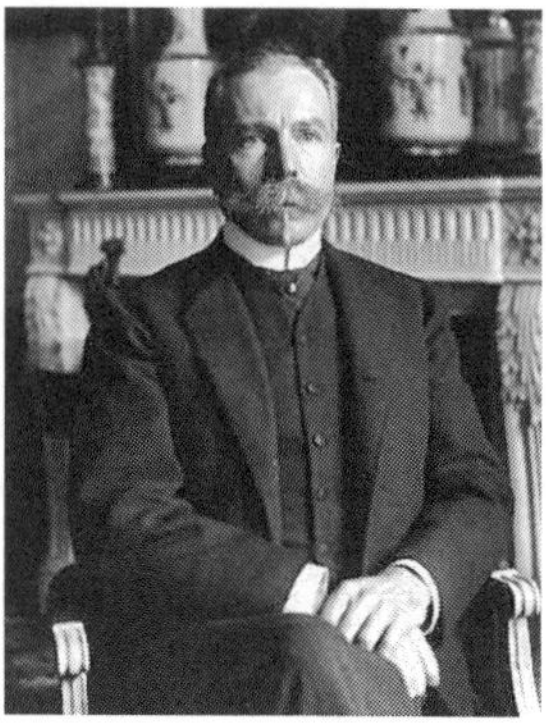

ルネ・クイントン（1866－1925）

「もし、ヒトを含めた哺乳類の血液が、ミネラルと微量元素に満ちた、希釈した海水と同等になれば、健康を得られる……。」クイントンはそう信じて疑わなかった。

だからこそ、クイントンと彼の医療チームはこんな信じがたい実験を行っている。それは、１匹の犬から血液をすべて抜き取り、浸透圧の等しい希釈した海水とそっくり入れ替えるものだった。普通の人であれば、その犬は即座に死ぬと考えるだろう。だが、現実にはそうはならなかった。血液を入れ替えて2日目、50%の血液成分が再び現れた。そして、４日目には、失われた血液成分のほぼ１００％が再生したのだ。結局、血液は完璧に再生されただけでなく、その後まもなくすると、その犬は、まるで子犬のように、以前よりもはるかに活力を漲《みなぎ》らせて走り回るようになり、その後も元気に長生きしたのだった。

もし、同じことを数年ごとに繰り返したら、動物は大幅に寿命を延ばせるのではあるまいか？　そんなことすら想像させる画期的な実験結果だったのだ。

クイントンは海水を飲用・注入（注射）することにより、数々の奇跡を起こしてみせた。それには、副作用もなければ、血液型の適合性を考える必要もなかった。想像すると、恐ろしい面もあるが、一瞬にして血液を豊富なミネラル・微量元素で満たし、サラサラに変えてしまう方法であり、究極の免疫強化療法と言える。だが、クイントンは第一次世界大戦で徴兵され、1925年に戦死した。

ちなみに、クイントンが開発したマリーン・トリートメント（海水療法）は、彼の同僚や熱烈な支持者らによって継続され、第二次世界大戦後も数か国で行われた。動物の血液を希釈した海水に入れ替える実験は1969年にも複数回実施され、やはり同じ結果が得られた。

その後も、ヒトに対しては特に慢性変性疾患の基本治療薬（注射及び飲用）として利用された。また、再ミネラル強化、解毒、活力増進、ストレス解消といった目的で、ミネラルと微量元素を完璧に吸収し得る補給液としても知られるようになった。

ただ、残念ながらと言うべきか、ヒトを対象として、血液をそっくり希釈した海水に入れ替える臨床試験はこれまで行われていない（アンダーグラウンドで行ってきた人々もいて、多くの難病を克服してきたという噂は聞くが）。今日の規制の多い医療環境においては、薬事法の問題もあり、ミネラル・ドリンクとして、希釈した海水が販売されるのみで、それ以上、研究を進めることはできずにいる。

実は世界的に普及していたヨウ素療法――うがい薬を飲む!?

ここで、もっとシンプルに身体を殺菌・消毒する抗菌療法として、ホウ素療法や炭酸水素ナトリウム療法とも違ったものを紹介しておこう。代替療法として、比較的古くから世界中で支持されてきたものである。これまでなぜか日本ではあまり紹介されることのなかった自己療法であり、特筆に値するだろう。

まずは、2011年3月の東日本大震災直後を思い出していただきたい。我々は巨大地震による揺れや津波だけでなく、福島において原発事故という大災害に襲われた。もちろん、放射能問題はなおも収束しておらず、汚染は拡大の一途である。原発施設周辺だけでなく、汚染水の貯蔵施設や、放射性物質を含むゴミ保管・処分場等からの放射能漏れに、我々はこれからも長い年月にわたって悩まされ続けることは必至で、いずれ日本列島は汚染水の貯蔵庫と化していくことが懸念される。

さて、放射性物質には様々なものがあるが、事故当時、最初に問題視されたのは、放射性ヨウ素（I131）であった。そのため、原発で復旧活動にあたる作業員のために「ヨウ素（I127＝安定ヨウ素）」が準備された。

ヨウ素とはハロゲン元素の1つで、体内で甲状腺ホルモンを合成するのに必要な必須元素である。ヨウ素（I127＝安定ヨウ素）が不足すると、甲状腺ホルモンが十分につくれなくなり、体に不調をきたす。また、放射性ヨウ素（I131）に被曝すると、甲状腺に蓄積して甲状腺ガンを誘発する恐れがあるため、放射性でないヨウ素をヨウ化カリウムやヨウ素酸カリウムの錠剤として大量摂取することで、あらかじめ甲状腺をヨウ素で飽和させる防護策が必要となる。そこで注目されたのが、安定ヨウ素剤だった。

だが、ヨウ素は、被曝対策として活用される以前に、単体としてではなく、ルゴール液として、長い年月にわたって他の目的で世界的に利用されてきた歴史がある。ルゴール液とは、1829年にフランスの医師J．G．A．ルゴールによって作られた赤褐色の液体で、殺菌・消毒薬である。緊急時に生水を消毒して飲用に供するためにも利用されてきた。元々のルゴール液は、5％のヨウ素と10％のヨウ化カリウムが蒸留水とともに混ぜられたものである。

ヨウ素は我々にとって必須元素ではあるが、ルゴール液が殺菌・消毒薬に利用されることから想像されるように、一定量を内服すれば有害となる。遊離ヨウ素が含まれるため、希釈のない2％や5％のルゴール濃縮液は食道や胃の粘膜を刺激して傷つける。内視鏡検査では、5％溶液10㎖で胃病変を起こしうるとの報告もある。成人の遊離ヨウ素の致死量は2、3gとされ、5％のルゴール液では40～60㎖に相当する。

そんなこともあり、単体のヨウ素は、毒物及び劇物取締法により医薬用外劇物に指定されており、入手は困難である。だからこそ、原発事故当時、ヨウ素（ヨード）が含まれるヨードチンキ、消毒薬、うがい薬等を安定ヨウ素剤の代わりとして内服しないよう注意が促された。

だが、ヨウ素剤は内服には適さないとされながらも、原発事故のような非常時には甲状腺異常を防ぐべく摂取される。本当は、それほど毒にはならないのではないか？　実のところ、被曝対策とは関係なく、ヨウ素を様々な病気克服のために3週間またはそれ以上の期間、継続的に経口摂取する「ヨウ素療法」が世界的に普及してきた。近年では入手が困難になったため、利用者は少なくなった可能性が考えられるが、それでも代表的な代替療法かつ自己療法と言えるだろう。もちろん、ヨウ素単体の摂取ではなく、ヨードチンキ、消毒薬、うがい薬の摂取でもない。それは、元々のルゴール液を利用するものである。

ヨウ素は、カンジダ菌の感染にも有効

必須元素であるヨウ素は、自然界では海藻類が主に海水から濃縮して取り込んでいる。魚にも含まれるため、海産物を多く摂取している日本人は、日々の食事から自然に最低限のヨウ素は摂取できている。一方、大陸の中央部で暮らす人々にはヨウ素（ヨード）を摂取する機会が

ほとんど得られず、ヨード欠乏症による甲状腺異常が多く見られた。我々はヨウ素を比較的多く摂取できているはずなのだが、「ヨウ素療法」におけるヨウ素摂取量は、食事を通じた平均的な摂取量よりもさらに多いもので、ある範囲内で摂取すると、現代病克服と健康維持に大いに役立つとされる。そして、ルゴール液は、ガンを含めた様々な難病克服に役立つ自己療法薬として、世界的に熱い支持を受けてきたのだ。

先述のウォルター・ラスト氏によると、ヨウ素の最大の恩恵は、カンジダ菌や他の真菌や細菌を効果的に殺せることだという。そのため、特に乳ガンや、胸（乳房）、卵巣、子宮における線維囊胞症に効果を発揮する。また、ヨウ素は真菌の温床を生み出しやすい粘膜に対して特別な相性を有している。ヨウ素は、粘膜を健康に保つことから、自己免疫疾患、副鼻腔炎、喘息、肺ガン、他の肺に関連した病気や、炎症やガンを含めた腸の病気などを克服するのに役立つというのだ（ちなみに、ラスト氏はカンジダ菌の蔓延《まんえん》がガン誘発に関与するとみなしながらも、直接の原因菌だとみなしていないようである。だが、ヨウ素がカンジダ菌を含めた真菌に効くということは、シモンチーニ博士の説を尊重すれば、ホウ素同様、ガンにも効くということになるだろう）。

また、ルゴール液は、フッ化物や臭化物のような有害物質に対して防御効果を発揮することに加え、いくらか体内から鉛や水銀を排出させることにも貢献するという。

（そして、内服ではなく、外用ではあるが、シモンチーニ博士がヨードチンキを皮膚ガンの治療に役立てていたことも思い出していただきたい。）

ヨウ素自体は酸化剤だが、ヨウ化物には酸化防止剤としての役割があり、例えば、過酸化水素のような活性酸素種（ROS）を還元させることができる。イタリアの医師で『Evolution of Dietary Antioxidants（食物性抗酸化物質の発展）』の著者セバスチャン・ベンチュリ博士は、ヨウ化物は極めて重要な抗酸化剤で、抗腫瘍・抗アテローム（動脈血管内での蓄積物）性活動を伴ったアポトーシス（プログラムされた細胞死）誘導剤であると主張している。そして、カリフォルニア大学ロスアンゼルス校（以下UCLA）医学部の教授を務めたガイ・アブラハム博士も、我々がヨウ素（ヨウ化物）を補給することで、抗酸化活動と免疫機能を高めることができるという。甲状腺に詳しいカナダの医師デイヴィッド・デリー博士は毎日1滴（6・5mg）のルゴール液を水、オレンジジュース、牛乳などに垂らして飲むだけで、線維嚢胞症や初期段階の乳ガンを徐々に分解し、新たにガンは発生しなくなるという。また、元々のガン細胞から離れたところで広がる異常細胞をも破壊しうるという。炎症性乳ガンに発展している場合

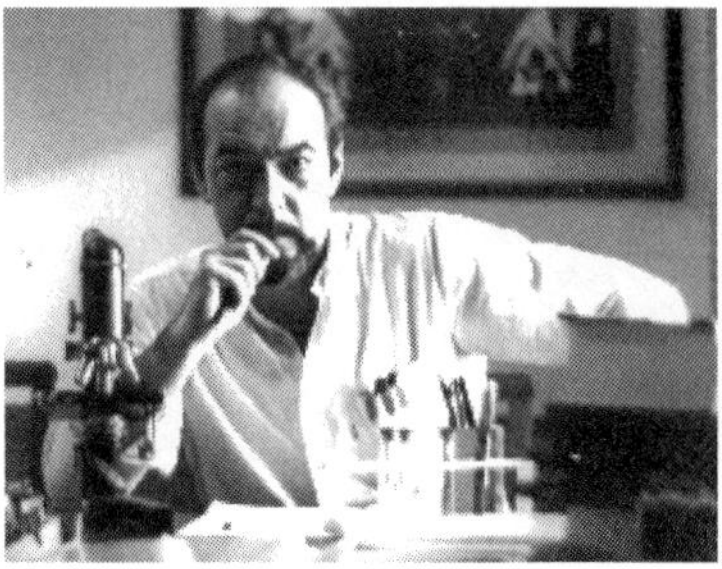

セバスチャン・ベンチュリ博士

は、摂取量を増やす必要があるが、それでもルゴール液によって治療しうるという。この治癒効果は、前立腺ガンに対しても有効なだけでなく、たいていのガンにも効くようだ。さらに、ガン患者に対してヨウ素を多量に静脈注射しても無害かつ有効なことが分かっているという。ドナルド・ミラー・Jr.博士も、甲状腺腫を患う女性を対象に、ヨウ素摂取量の足りない患者とヨウ素摂取量の多い患者とを比較してみたところ、前者の方が3倍も乳ガンを発症しやすいことを確認している。そして、甲状腺にはμg単位で、胸や他の組織にはmg単位で必要とされ、治療的にはg単位（積算）で使用しうるというのだ。

日本で市販されているルゴール液との違い

すでに触れたように、本来のルゴール液は、5％のヨウ素と10％のヨウ化カリウムが蒸留水とともに混ぜられたものである。1滴には、6・5mgのヨウ素が含まれる。日本と同様の状況と思われるが、現在、アメリカでは覚醒剤のメタンフェタミンの製造に使用しうるとして、30mℓまでは除外されるが、濃度2・2％を超えるヨウ素水溶液の製造・販売は規制されている。カナダとメキシコでは販売が許されているが、ニュージーランドでは処方箋を要し、オーストラリアではルゴール液や治療薬としてのヨウ素溶液の販売は認められていない。

さて、日本でルゴール液と言えば、複方ヨード・グリセリンを指し、ヨウ素、ヨウ化カリウム、グリセリン、ハッカ水、液状フェノール、精製水よりなる。市販の複方ヨード・グリセリンは商品ごとにいくらか組成が異なり、名称の通り、グリセリン（アルコールの一種）の他、液状フェノール、ハッカ水が含まれる。そのため、日本で市販されるルゴール液は、本来のルゴール液とは異なることに注意が必要である。また、1滴に含まれるヨウ素量は本来のルゴール液の数分の1程度と思われることも付しておきたい。

なお、水にはほとんど溶けないヨウ素をアルコールで溶かしたヨウ素製剤（ヨードチンキ等）は、内服すると何らかの反応が現れる可能性があり、これにも注意が必要だとされる。

具体的な摂取方法は、空腹時は避け、飲食物とともに5%ルゴール液1滴分（6・5㎎）という少量から始めていく。重要なことは、最初は水に1滴垂らして飲み、アレルギー反応を起こさないか確認しておくことである。問題がなければ、予防的には1日1回の分量でも効果的だという。だが、甲状腺に関連した病気、乳ガン、その他のガンが見られ、抗菌薬としての作用を求める場合には、徐々に摂取量を増やして、最多で1回10滴を1日3回、または1回6〜8滴を1日4回を限度とする。何らかの反応があった際には、中断するか、摂取量を減らすべきだが、基本、3週間を目安に続ける。その後は1日1、2滴を予防的に継続していく。

多めの摂取は、あらゆる種類の嚢腫（嚢胞）を予防・分解し、組織の再生を助けるとされる。

甲状腺の治療や、甲状腺腫、甲状腺機能亢進の際には、日々の摂取量を1、2滴多めにしていくことが効果的だとされるが、過剰に摂取しないことも重要である。

ここで、毒物及び劇物取締法により医薬用外劇物に指定されているヨウ素をどれだけ内服しうるのかという疑問が改めて生じるだろう。ちなみに、被曝から甲状腺を守る際に推奨されるヨウ素の服用量は1日100㎎である。ルゴール液1滴に含まれるヨウ素量は6・5㎎で、1日1回の摂取の場合は、まったく問題にならないという。仮に1日に10滴を3回摂取した場合は195㎎となり、安定ヨウ素剤の摂取量の倍近くとなるが、致死量の2000〜3000㎎と比較すると1桁以上低い。それで本当に安全なのかと言われれば、もちろん、筆者には判断できず、多量では試さない方が無難であるとしか言いようがない。これらの情報は、アメリカ、オーストラリア、ヨーロッパ等からのものであり、我々日本人の平均体重には釣り合わない可能性もある。

先述したように、筆者は本書において情報提供のみを目的としており、決して読者に摂取を勧めるものではないが、日本人の場合、日頃ヨウ素を摂取できている可能性も考慮すれば、最大摂取量は大幅に控えておいた方が良いように思われる。ちなみに、厚生労働省が発表した「日本人の食事摂取基準（2010年版）」によると、ヨウ素の1日の推奨量は成人で約130μg、ヨウ素の耐容上限量は約2・2㎎としており、ヨウ素療法ではこれらの数値をはるかに上回るものである。

このルゴール液の摂取によるヨウ素療法だが、基本的に個人が自己療法として行うものであり、ホウ素（ホウ砂）療法と同様に、残念ながらあまり詳細なデータが取れていないことを記しておかねばならない。だが、ヨウ素療法は、自己療法の中では最初に試すべき手段とも言われるポピュラーなものである。これまで4000人以上の体験者が1日12・5～50㎎のヨウ素を摂取し、その結果報告をラスト氏のような研究者らに寄せている。そして、その結果が、右記で触れたような内容に反映している点をご理解いただけたら幸いである。

強アルカリ＋抗菌力＝マスター・ミネラル・ソリューション（MMS）でマラリアを退治

次に、新しい抗菌療法で、おそらくヨウ素療法よりも強力なものを紹介しておこう。

1990年代後半、化学者で冶金学者のジム・ハンブル氏は南米ガイアナを探検中、仲間がマラリアに感染するという災難に見舞われた。だが、ハンブル氏は持ち合わせていたS.E.O.(Stabilized Electrolytes of Oxygen）と呼ばれる液体酸素のボトル1本を与えたところ、驚いたことに、その仲間は即座にマラリアを克服してしまったのだった。その液体酸素は、時差ボケ、疲労、高山病、二日酔い、不眠症などに効くとされ、主に漂白剤や酸化剤に使用される亜塩素

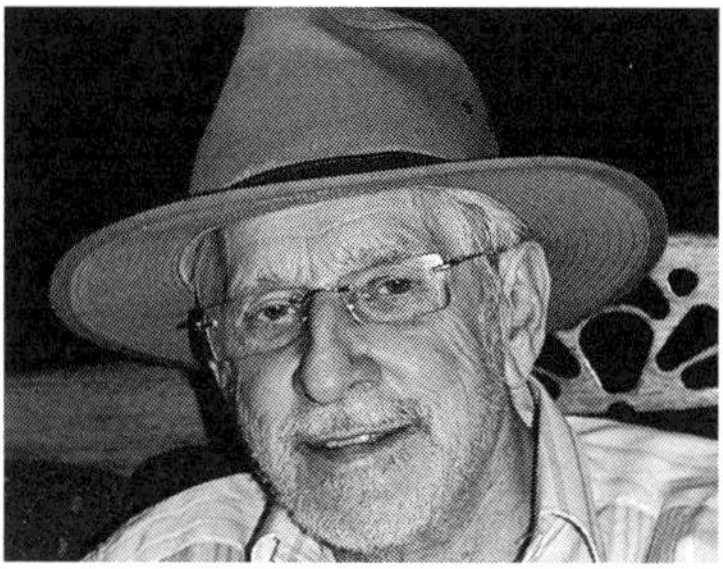

ジム・ハンブル氏

酸ナトリウムが3%含まれていた。この体験により、ハンブル氏は亜塩素酸ナトリウムがマラリアを簡単に治癒させ得ると偶然気づき、以来、その効力をさらに引き出す方法を探っていくこととなった。

その結果、3%の亜塩素酸ナトリウム入りの液体酸素では不十分であり、酸素を放出させるのではなく、有効成分として二酸化塩素が放出するように酸と反応させる必要があることを悟った。ちなみに、二酸化塩素は常温では塩素と同じニオイを発する気体である。

二酸化塩素の殺菌力は古くから知られており、輸血のための赤血球の殺菌に使用されてきた他、ドイツやイタリアでは塩素ではなく、より有害性が低いと思われる二酸化塩素が水道水の消毒に使用されている。また、2001年のアメリカ炭疽《たんそ》菌事件においても活用された。最近では、首から名札のようなものを下げ、発生する二酸化塩素がウイルス、細菌、真菌等を不活性化させて感染を予防する商品も広く普及しているが、それにも次亜塩素酸ナトリウムが利用されている。そして、ハンブル氏は、ヒトに対して安全でありながら、最も抗菌性を発揮させるには、28%の溶液（実質的には亜塩素酸ナトリウム結晶粉末の純度を80%として換算すると、

酸化還元電位について

酸素 O_2 oxygen	1.3V
過酸化水素 H_2O_2 hydrogen peroxide	1.8V
オゾン O_3 ozone	2.07V
二酸化塩素 ClO_2 chlorine dioxide	0.95V

二酸化塩素の酸化還元電位は、酸化剤の中で最も低い。0.95Vより低いものだけを酸化する（選択的に悪玉菌だけ破壊し、善玉菌と人体に作用しない）。

MMS（Miracle Mineral Solution）以下のURLより
http://www.mms12.jp/index.php?%E9%85%B8%E5%8C%96%E9%82%84%E5%85%83%E9%9B%BB%E4%BD%8D#z35a023a

22・4%の亜塩素酸ナトリウムが含まれる）が適するという結論に到達したのだった。

亜塩素酸ナトリウムは強いアルカリ性を示す。そんな強アルカリと抗菌力を利用したこの薬剤は、興味深いことに、マラリア原虫をはじめ、すべての嫌気性微生物や寄生生物を死滅させる一方で、腸内の乳酸菌のような善玉菌に対して害を与えることはなかった。ハンブル氏はこれを使って、7万5000人のマラリア患者をわずか1日足らずで治癒させ、その98%は実に4時間以内に達成された。さらにこの薬剤の効力は、奇しくもガンやエイズ、糖尿病、関節炎など、感染症から自己免疫疾患に至るまで、様々な難病にも発揮され、まさに驚異的なものであった。そこで、その奇跡的な治癒力ゆえに、自らその治療薬を、「奇跡のミネラル・サプリメント（Miracle Mineral Supplement）」と命名し、2006年の自著『21世紀の奇跡のミネラル・ソリューション』での発表以来、頭文字をとってMMSとして世界的に知れ渡ることとなった（正式にはサプリメントではなく、現在では、マスター・ミネラル・ソリューションの略となっている）。

即座に完治させ得るマラリア感染以外に、MMSの比類なき効力を顕著に示した例として、ハンブル氏はあるティーンエイジャーの少女を例に挙げている。彼女は、鬱を伴う肥満で、胸の発達が見られなかった。だが、彼女がMMSを飲み始めたところ、翌日には胸の成長が始まり、4日後には最初の月経が見られ、6ヶ月後には十分に胸が膨らんだ。そして、鬱症状はなくなり、体重は減り始めたのだった。

彼女の場合、カンジダ感染がその原因だったと疑われたが、亜塩素酸ナトリウムは、強力な酸化力ゆえに、多くの毒素を取り除くだけでなく、おそらくは蓄積された重金属をも溶かして排出させたものと考えられている。

MMSがウガンダのマラリア患者を救うも赤十字社は公表を禁じた！

MMSの具体的な利用法には、患者の抱える病気の種類や症状等によっていくらかバリエーションがあるが、代表的なものを紹介しておこう。まずは約28%の亜塩素酸ナトリウム溶液のMMSを1滴か2滴とその5倍量の適切な酸——10%のクエン酸溶液が最適とされる——を混ぜ合わせる。次に、コップ半杯から1杯の水（水道水不可）を加えて、二酸化塩素の泡の発生をおよそ3分間待つ（または、MMSに同量の50%のクエン酸溶液を加えて20秒間待つ）。そして、それを飲む。

ここで、加える酸にはビタミンCが含まれてはならない。ビタミンCが含まれると、その効果を打ち消してしまうからである。摂取のタイミングに関しては、1日1～3回程度、できれば就寝前のような空腹時が好ましいとされる。そして、MMSの量を次第に増やしていき（それに応じて酸の量も増やす)、各人の体重も考慮するが、最大摂取量は15滴ずつを一日3回である。それを、まずは1週間を目安に続ける。

ところが、このMMSの摂取には大きな難題がある。MMS自体の味及び、発生する二酸化塩素の臭気がほとんどの人に吐き気をもたらし、下痢すら伴わせる傾向も見られるのだ。そのため、世界中で多くの人がMMSを試してきたものの、すぐに断念してしまった人も多い。

それればかりではない。嘔吐による摂取物の排出自体は(すでに十分な量が吸収されているため)効能に影響を及ぼさないが、吐き気や下痢による脱水症状のため血圧の低下が懸念され、水分補給が必須である。また、グルコース－6－リン酸デヒドロゲナーゼ(G6PD)が欠乏している人は溶血症を起こす可能性があり、命に関わる危険性も考えられる。さらに、二酸化塩素は酸化力が強いため、1日の中において、他の時間帯では抗酸化力を有する食品等を摂取しておくことも重要だ。そのため、利用にあたっては極めて注意を要する。

体重60キロ程度の成人であれば、MMS10滴を1日3回で十分とされるが、それでも、多くの人は吐き気に襲われるという。それを克服するために、胃にいくらか内容物が残されている時に摂取し、吐き気を緩和したり、水やハーブティー、アップルジュースやグレープジュース(オレンジジュース以外)で割って飲む工夫も提案されている。だが、多くの人は不快感を免れず、いずれの方法を選んでも、就寝前に摂取して、そのまま寝てしまう以外は難しいようである。

それでも、吐き気を抑えられない場合は、酸と水が加えられたMMSにさらに重曹（炭酸水素ナトリウム）を加え、マウスウォッシュのように口に含んだ状態で約20分間待ち、吐き出すことでも十分に粘膜から吸収される。効果のほどは限定的だが、多くの病気の症状に改善が見られるという（重曹を加える理由は歯を守るため）。また、一度普通の浣腸で洗浄をしたあと、MMSを肛門から注入して10〜20分間保つ方法もあり、患部が直腸に限定される場合には、十分有効と考えられている（ジメチルスルホキシド＝DMSOを加えて皮膚に塗り付ける方法も普及しているが、その効果にあまり根拠はないとされる）。さらに、シモンチーニ博士同様に、静脈注射という方法もあり、それが最も有効で、今後、応用範囲は広がっていく可能性はあるかもしれない。

MMSは病気の種類や症状次第で向き不向きがあり、摂取を控えるべき人々もいる。そんなこともあり、MMSの効果を得られたという人々も多い半面、一度試しただけで諦めた人も少なからずおり、摂取方法や摂取量に注意しないと、むしろ体調を崩すだけとなり、実際に誤った使用法で命を落とした人々もいると報告されている。そのため、先進国の中では、MMSの利用に警告を発するか、何らかの法的な規制を行っているところもあり、健康を害するだけのインチキ療法であるとのレッテルも貼られている。

実際、アメリカにおいては、MMSの販売は禁じられており、MMSの販売を行った人物3名が摘発され、2013年2月時点で、司法省に対してFDA（アメリカ食品医薬品局）は禁固36年の刑を求めている。また、開発者のジム・ハンブル氏は現在メキシコや他の中南米諸国に逃れているという。

だが、ハンブル氏が多くのマラリア患者を救ってきたことは事実であり、例えば、ウガンダの赤十字社において、ハンブル氏が154人のマラリア患者に対してMMSの有効性を試したところ、いとも簡単に全員が治癒してしまった。それを目の当たりにしたスタッフらは驚きを隠せなかったが、赤十字社はその結果の公表をスタッフらに禁じた。また、ハンブル氏にその結果の公表を求められたが、赤十字社はその事実を認めず、ハンブル氏やMMSとの関与を否定した。しかしながら、ハンブル氏が実際に赤十字社においてマラリア患者を癒した事実を証明するビデオが今やインターネット上で公開されており、その事実関係は確認できる。

また、真摯に代替医療に取り組む研究家らは、正しく利用する限りにおいては、MMSはガンをはじめとした現代病の克服に極めて有効だと評価する姿勢を崩していない。日本の薬事法同様に、アメリカにおいても消費者と医薬品業界を守る法律が医学的検証の障害となっていると言えるのかもしれない。

なお、興味深い傾向として、酸で二酸化塩素を発生させて飲む方法は、比較的最近現れた症状の回復に向くという。体力も十分残された勇気ある人は、MMS15滴分どころか、その倍の量を一気に飲み、さらに数時間後に同量飲むなどし、半日から数日間の吐き気に耐えることで、短期間で症状を解消させる方が望ましいとの声もある。そして、MMSによる恩恵を忘れて、どうしても吐き気という苦痛からすぐに解放されたい人は、1000㎎あるいはそれ以上のビタミンCのサプリメントを摂取すれば、早く回復できるという。また、脱水症状を回避するために、嘔吐や下痢の後、スプーン6杯の砂糖にスプーン半杯の塩を水で溶いて飲むなど、水分補給が重要とされる。だが、これは大変危険であり、もちろん筆者も決してお勧めできるものではない。

一方、もし長期間に及んで患ってきた慢性病患者で、酸と反応させたMMSを2、3週間試しても改善がみられないようなら、酸を加えることなく、多量摂取を避けて継続的に摂取した方が効果は望めるようである。

このように、当初紹介されたMMSは極めて摂取に勇気が必要なものであった。だが、その後、利用者には朗報があった。数年前、ハンブル氏は苦痛を伴わない改良した摂取法を編み出したのだ。それは、MMSとクエン酸の反応で発生する二酸化塩素のみを水に溶け込ませ、その水を飲む方法である。その具体的な方法については、本書では説明を割愛するが、ハンブル氏が実演したビデオ映像をインターネット上で公開しており、多くの利用者の負担が軽減されることとなった。

シモンチーニ博士が利用した炭酸水素ナトリウム（重曹）も弱アルカリ性で、その経口摂取によってガンにもある程度効果がある。ただし、効力が期待できるのは、消化管などガン細胞に直接触れうる場合に限局される。もちろん、膣への圧注や肛門への浣腸、皮膚ガンへの塗布等は効果的で、シモンチーニ博士が開発した静脈注射、局所灌流《かんりゅう》、カテーテル法等を利用した治療が受けられれば、ほぼすべてのケースをカバーでき、解決も早い。

だが、重曹の継続的な摂取は、身体をアルカリ性に導き、ガン予防には役立つものの、治癒効果まで発揮するには、効力がやや弱いとも言われる。特に、医師の助けを借りず、経口摂取による自己療法で幅広いガンに立ち向かっていくには、代替医療に詳しい研究者らによれば、MMSの方が抗菌性もアルカリの度合いもはるかに高く、効果的だとみなされている。近年、当局によってMMSの無効性や危険性が指摘される状況にあるものの、ガンを自ら克服する自己療法として抗菌アルカリ療法のMMSは確固たる地位を築いてきたと言えるだろう。

ちなみに、第一章で紹介したホウ砂は弱アルカリ性で抗菌性を発揮するため、MMSと近い作用を有するアルカリ抗菌療法と言える。先述のウォルター・ラスト氏は、経口摂取に関しては、ホウ砂の方が重曹よりもはるかに安全で効果が高いと主張しているが、筆者には、ホウ砂は重曹より安全性に劣るが、効果は高いのではないかと思える。改良されたMMSはそれまでのMMS同様に高い効果が望めるとされるが、ヨウ素同様、入手が難しい現実があるため、最近ではホウ素療法の見直しが進んでいるようである。

セシウムがガンを消す！　そしてまた裁判沙汰にまきこまれる……

MMSで思い出されるのが、その10年ほど前に注目されたセシウム療法である。

結論を述べるようだが、1931年にノーベル賞を受賞したドイツの生理学者・医師のオットー・ワールブルク博士（1883－1970）は、ガンは細胞レベルでの酸素欠乏によって細胞呼吸が阻害されることで生じることを発見した。通常、細胞を働かせる元になるエネルギーは、食事から取り入れた栄養素のグルコース（ブドウ糖）を分解してATPを作り出すことによって得ているが、細胞呼吸が阻害されると、グルコースを嫌気的に分解（発酵）して乳酸を生成することでエネルギー（ATP）を生み出すしかない。だが、その作用によって生み出された乳酸は、細胞レベルで過剰な酸性化（pH低下）を引き起こし、細胞分裂をコントロールするDNAやR

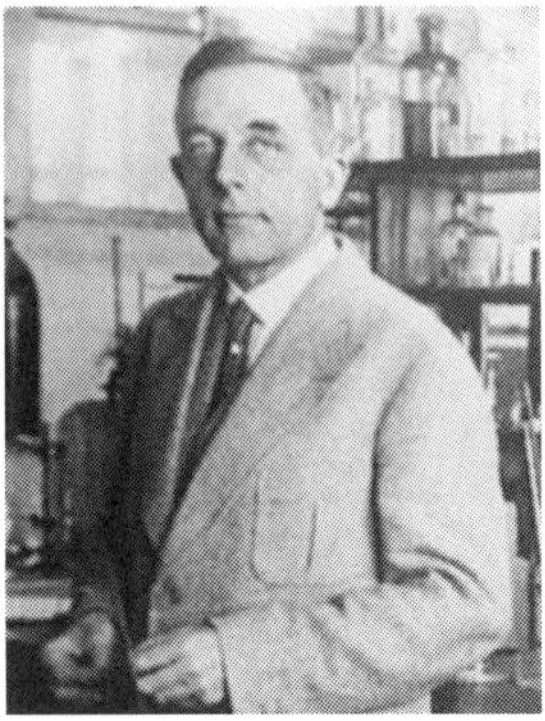

オットー・ワールブルク博士

細胞レベルの酸素（O_2）不足がガンを発生させる！

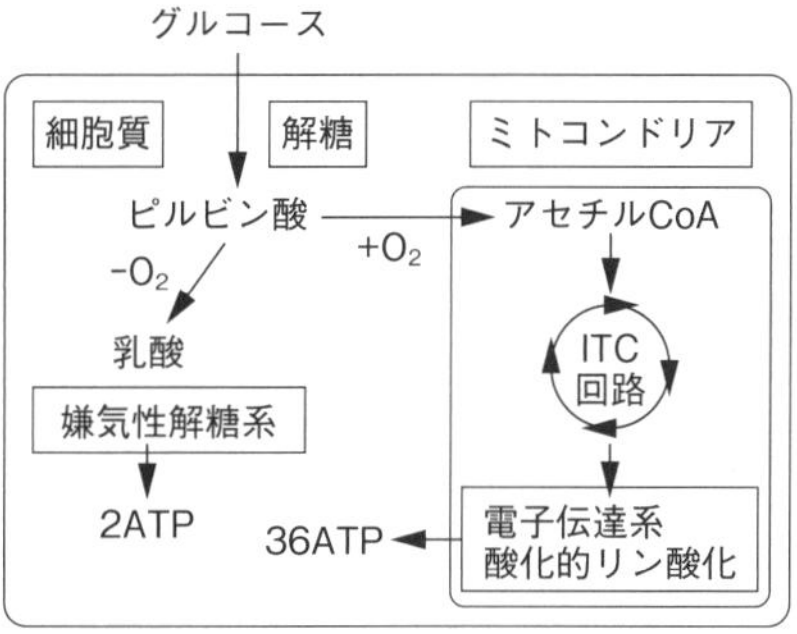

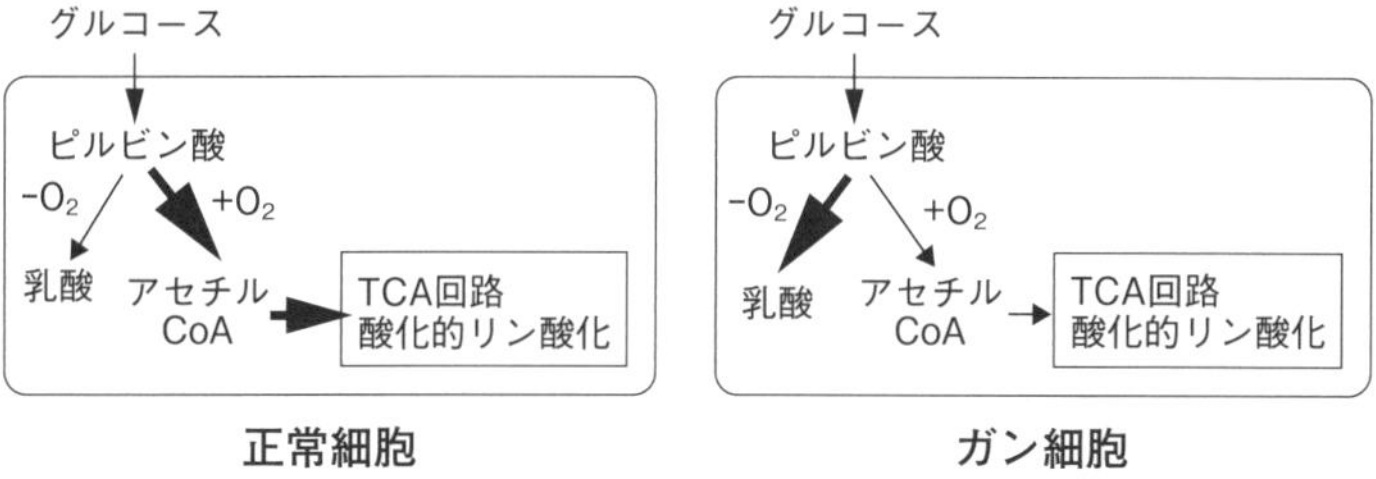

細胞は血中のグルコース（ブドウ糖）を取り入れ、解糖系、TCA 回路、電子伝達系における酸化的リン酸化系を経て、エネルギー（ATP）を産生している。オットー・ワールブルク博士は、ガン細胞では酸素が十分に利用できる場合でも嫌気性解糖系でのエネルギー産生が主体であることを発見した。

銀座東京クリニック HP より
http://www.1ginzaclinic.com/DCA/DCA+LA+ART.html

NAの能力を破壊してガン細胞を野放しに増殖させるのだった。

1984年、物理学博士のキース・ブルーワーは、ワールブルク博士の理論を応用してガンに対して費用対効果の高い治療法を開発した。それは、驚くべきことに、自然界で最高度にアルカリ性の強いミネラルであるセシウムを摂取させるものである。質量分析及び同位体研究の結果、セシウムは、カリウムやルビジウムに勝るとも劣らず、ガン細胞に効率的に吸収される性質をもち、ビタミンA、Cに加え、亜鉛やセレンの補給によってもさらにその効率が高まることが分かった。ブルーワー博士は、ガンに冒されたマウスにセシウム（及びルビジウム）を与える実験を行ったところ、副作用なく2週間でガンが消失したのを確認した。そこで、化学療法やモルヒネを利用していた人々も含めたガン患者30人の治療にも試してみたところ、予想以上の効果で、36時間以内に全員のガン細胞が消失し、痛みや副作用からも解放されるという大成功を収めたのだった。

ここで、セシウムと聞いて、違和感を覚える読者もいるかもしれない。おそらく、原発事故で危険視されてきたセシウムを思い起こしてしまうからではなかろうか。もちろん、ここで言うところのセシウムとは、放射性セシウムではない。ポルサイトというゼオライト鉱石の一種として天然に産出され、融点28℃で常温付近では液体のアルカリ金属である。金属セシウムは非常に反応性に富み、自然発火しやすいことから、消防法で危険物に指定されている。だが、基本的に、それまでヒトが意図的に摂取してきたことはなく、健康被害等の報告例もないことから、その評価は難しいが、体内で蓄積されていく重金属とは異なり、毒性はないと考えられている。ちなみに、以下に紹介するセシウム療法の支持者らによると、アリゾナ州のホピ族の保留地、パキスタン北部のフンザ、中南米のインディオ居留地など、ガンの発生がほとんど見られない地域の土壌にはセシウムが多く含まれているという。

1996年、アメリカのニール・デオール（Neal Deoul）氏は、セシウムと濃縮アロエベラの販売・流通業者T－UP社の出資者となった。そして、T－UP社の販売したセシウムと濃縮アロエベラによって、何百人ものガン患者が奇跡的に回復を遂げたことを誇りに思っていた。

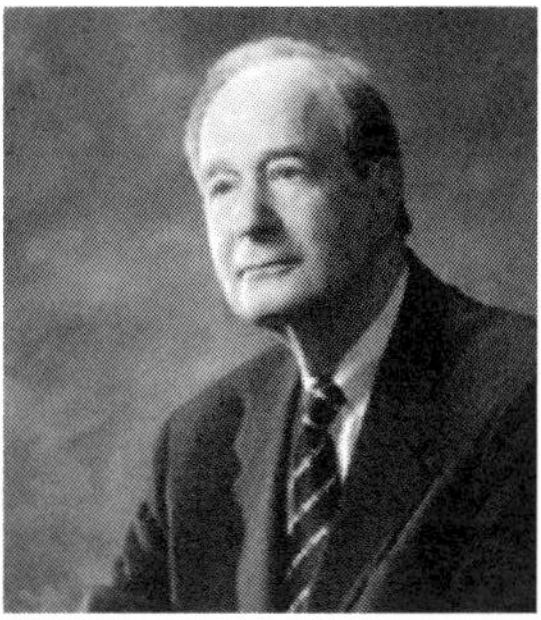

ニール・デオール

このセシウム療法の評判は高まり、一部の医師らもガン患者の治療に利用するまでになった。

1998年3月、ヴァージニア州のある医師がガン患者に対して違法に濃縮アロエベラを静脈注射したとして大きく報道される事件が発生した。この件にデオール氏自身はまったく関与していなかったが、その医師の情報源は明らかであった。

それがきっかけとなり、デオール氏は詐欺的な宣伝パンフレットを配布したとしてメリーランド州のジョセフ・カラン法務官に起訴された。再選を目指し、世間からの注目を求めていたカラン氏は、過去最悪の詐欺事件に与《くみ》したとしてデオール氏を非難した。

実際のところ、消費者からの苦情は何一つ寄せられていなかった。むしろT－UP社には、人生を変える体験をしたと消費者から数百もの好意的な声が寄せられていた。

だが、都合の悪いことに、1999年1月、裁判が進む中、デオール氏自身が進行性の前立腺ガンと診断されたのだ。つまり、セシウム療法の有効性を自ら証明せねばならない状況に陥ったのだった。

デオール氏は、医師から勧められた外科手術、放射線療法、化学療法などをすべて断って、平然と自信をもって自身の商品を摂取し始めた。結果は、驚くべきものだった。1999年1月の時点で8・1あったPSA（前立腺特異抗原）の値は、10月には3・7まで下がっていた。デオール氏はいとも簡単に前立腺ガンを克服してしまったのである。

だが、不幸にも法廷においてその結果は評価されなかった。デオール氏の弁護団はセシウム療法で救われた元ガン患者ら80人以上から好意的な証言を得ていたが、それらが弁明に加えられることも許されなかった。その後も、セシウム療法で3700人以上の人々が救われ、最終的に元患者数百人が法廷で証言したいと準備するまでに至ったが、そんな周囲の努力も報われることはなかった。結局、メリーランド州審判官は同州の消費者保護法に違反するとしてデオール氏に有罪判決を下したのだった。

とはいえ、州政府はデオール氏のセシウム療法の無効性を証明することはできず、商品販売の差し止めはできなかった。実際のところ、無害で効果が高かったことから、セシウムと濃縮アロエベラの販売は継続された（現在では「高pH療法」として知られている）。

注意すべき摂取方法

ところで、デオール氏は具体的にどのように高悪性度の前立腺ガンを克服したのだろうか。本人が摂取したサプリメントの詳細を公開しているので、ここに紹介しておこう。

まず、朝食後には、セシウムを1g、ビタミンCを1g、亜鉛を25～30mg、スローケー錠（カリウム補給製剤）を1錠。昼食後にはビタミンCを1gのみ。夕食後にはセシウム1gとビタミンCを1g。就寝前にパンを2切れ食べた後にセシウム1gとビタミンCを1gである。なお、濃縮アロエベラも適宜セシウムと一緒に摂取したという。

セシウム療法は、これを6週間行い、必要とあれば、その後数ヶ月続けるというシンプルなものである。他の療法との併用に支障はない。ただし、注意すべきことはセシウムの過剰摂取である。動物実験においては、不整脈を生み出すことが分かっているからだ。そのため、心臓疾患を抱えている人にはセシウム療法は勧められない。また、口や鼻の周り、足や手の指先に刺痛やしびれが現れたり、下痢を体験することがあるという。

そして、MMSほどではないと思われるが、空腹時にセシウムを摂取すると吐き気をもたらす可能性があるとされる。それを緩和すべく、セシウムの摂取にあたっては空腹時を避けるように意図されている。就寝前にパンを2切れ食べる理由もそのためである。セシウム療法においては、胃に内容物があっても十分効果を発揮し、ビタミンCを摂取しても、その効果は得られると考えられている（それだけセシウムのアルカリ度が高いということだろう）。そのため、むしろビタミンCの過剰摂取により胃に不快感をもたらさないように注意すべきとのことである。

人体の酸化力と抗酸化力のバランス

ここまで、抗菌剤の経口摂取による自己療法として、ヨウ素療法、MMS、そしてセシウム療法（強アルカリによる殺菌効果を利用した抗菌療法）に触れた。また、第一章で触れたホウ素療法も抗菌剤による自己療法と言える。これらの具体的な摂取方法を知った今、読者は何かに気づかれたに違いない。

それは、いずれの療法においても、ビタミンC（アスコルビン酸）が重要な役割を果たしていることである。ビタミンCは脇役ではあるが、実は、それなくしてこれらの抗菌療法を成功させることは困難なのである。ビタミンCは抗酸化作用の高い代表的な栄養素であるが、その作用を評価していくには、まず酸化と抗酸化の関係を考えてみる必要がある。

我々の大半は加齢を歓迎しない。子供の頃は、親も子も早い成長を求めるが、大人になると急に加齢を恐れるようになる。そして、若さを維持するために、例えば、「抗酸化作用」といった言葉が気になるようになる。加齢が気になる世代になると、「酸化作用」という言葉はあまり快く受け止められていないようである。

ジム・ハンブル氏が開発したMMSは、殺菌力の強い二酸化塩素の発生を利用した亜塩素酸ナトリウム溶液であり、極めて酸化力が強い。セシウムも酸化作用があり、血液の酸性化を招きやすい。一見すると、ヒトには悪者に思えてしまうかもしれないが、実のところ、酸化力は様々な病気の治療に効果を発揮する。

MMSやヨウ素療法、セシウム療法のような抗菌療法を始めると、ヤーリッシュ・ヘルクスハイマー反応を伴うことがある。それは倦怠感、発熱、頭痛、悪寒、筋肉痛、関節痛、血圧低下、下痢、風邪のような症状が数時間から数日間ほど生じる症状である。これは、シモンチーニ博士の炭酸水素ナトリウム療法で効果を現した患者にも認められる。元々は、梅毒やレプトスピラ症、回帰熱などの治療のためにペニシリンなどの抗生物質を投与した際に身体に起こる反応で、病原菌が大量に死滅・破壊されて、細菌内部の毒素が血液に混入することで起こるとみなされている。このような症状は、よく言えばいわゆる好転反応だが、悪く言えば副作用と捉えられ、様々な治療法に対する批判材料に利用されてしまうものでもある。

だが、これらの症状は炎症とも捉えられる。炎症は、免疫システムが体内の病原菌と戦っている状態で、患部への血液・栄養供給を増やし、損傷を受けた組織・器官の修復を促そうとする反応と言えるだろう。もし我々の免疫システムが衰えていて、侵入してきた病原菌や、病気に冒された細胞を取り除くだけ十分な強さ（反応）を発揮できなければ、慢性病を蔓延《はびこ》らせる原因ともなりうる。そのため、多くの場合、必要不可欠な反応でもある。

酸化力は、病原菌を徹底的に叩くのに必要な、いわば「火力」を免疫システムに与えるものである。代替医療の研究家らが、自己免疫疾患の治療に利用されるステロイド薬を問題視するのは、その重要な「火力」の発動を抑え込んでしまうからである。酸化力は、エネルギーを生み出し、病原菌を排除すべく、十分に確立・防御された経路において限定的に発揮される必要のあるもので、とても重要なものである。

一方、抗酸化は、酸化とは反対の作用をし、我々の体の機能や細胞が酸化されるのを防ぐ。もちろん、我々が健康を維持していくうえで極めて重要なものであり、酸化と抗酸化は表裏一体と言えるかもしれない。もし我々がガンを叩くために酸化剤の摂取を増やすのであれば、さらに多くの抗酸化剤を摂取し、補っておく必要がある。さもないと、組織への刺激や他の退化的変化のために不必要な炎症が発生しやすくなってしまう。MMSを多量に持続的に摂取すると、視力の悪化が生じると報告されており、抗酸化剤を摂取することの重要性が示唆される。

そんな背景から、本書で紹介したような抗菌療法を支持する研究者らは、例えば、就寝前に酸化作用の強い抗菌剤を摂取した場合、起床後の日中は、ビタミンC・E・B群、コエンザイムQ10、グレープシードエキスのようなサプリメントや、紫ベリー類のようなフルーツ、多価不飽和油、ウコン（茶）、紅茶、緑茶、ココアなど、抗酸化力の強い食品を摂取する習慣を推奨している。ホウ素療法やセシウム療法において、ビタミンCのような抗酸化力のある食品を同時に摂取しておく必要性があることに触れたのは、もちろん、このような理由があったからである。そのため、ガンにはホウ砂、ヨウ素、亜塩素酸ナトリウム（二酸化塩素）、セシウムといった抗菌剤が効くとだけ考えてしまってはいけない。抗菌剤の摂取だけではなく、その効果を引き出すために必要なものを補わなければ、せっかくの抗菌療法が有効に作用せず、成功は遠のき、信憑性も落ちてしまう。

また、各種自己療法を効果的に実施するためには、酸化力と抗酸化力のバランスを良好に保つことが重要である。また体を弱アルカリ性へ移行させる工夫があれば、さらに助けとなる。例えば、クエン酸カリウム、炭酸水素ナトリウム（重曹）、炭酸水素カリウムなどの摂取である。炭酸水素ナトリウムの摂取法についてのみ言えば、小さじ半杯（2・5㎖）をコップ1杯の水に溶かし、空腹時、または食事の前後2、3時間空けて1日1、2回飲むことである。これにより、多くの抗菌療法と併用できることになる。

代替療法を試す際には、十分に下調べを行い、それを成功させるための準備と対策を講じておく必要があると言えるだろう。

ガン消滅②ワクチン療法で免疫システムを目覚めさせよ！
――革命的療法がまたもや潰された!!

ガンはカンジダ菌単独による感染症ですべて解決なのか？

シモンチーニ博士が開発した炭酸水素ナトリウム療法は、アルカリを利用して酸性の真菌を叩く抗菌療法と言える。第一章で紹介したホウ素療法も抗菌療法と言えるが、シモンチーニ博士の炭酸水素ナトリウム療法の方が、経口摂取だけでなく、実に幅広く多角的に真菌を叩ける抗菌療法として、群を抜いている。ついに我々はガン克服に成功したのである。

ただ、1つ疑問点がある。シモンチーニ博士は、塩（や海水）では強力すぎることから、炭酸水素ナトリウムを選択して、ガンという真菌による感染症を叩くのに利用した。アルカリ性の炭酸水素ナトリウムが、酸性のカンジダ菌を叩いたものとシモンチーニ博士は考えているが、本当に原因菌をカンジダ菌に特定しても構わないのだろうか？

もちろん、筆者はシモンチーニ博士を信頼していない訳ではない。実際にほぼすべてのガン患者が救われるようになった点で、シモンチーニ博士はノーベル生理学・医学賞だけでなく、ノーベル平和賞をも受賞するに値する成功を収めたことに間違いはない。ただ、炭酸水素ナトリウムが死滅させている病原菌は、カンジダ菌だけではなく、他にある可能性はないのだろうか？　というのも、炭酸水素ナトリウムはカンジダ菌のみを死滅させるのではなく、他の一群の真菌類、場合によってはいくらかのウイルスや細菌をも同時に死滅させている可能性も考えられるからである。我々が農作物を荒らす特定の害虫を駆除すべく利用する農薬は、実際のところ、その特定の害虫のみを死滅させるのではなく、目立たないところで他の様々な昆虫や微生物をも死滅・弱体化させてきたと言える。炭酸水素ナトリウムによって、同じようなことが人体内で発生していて、ひょっとしたら、対象とした真菌（ガンジダ菌）だけではなく、ある一群の微生物（本来の病原菌）が同時に死滅することで、シモンチーニ博士の患者らはガンを克服してきた可能性はないのだろうか？

抗生物質がある一群のバクテリアを叩くように、炭酸水素ナトリウムもある一群の真菌を叩いていると考えられる。極めて有効ではあるものの、理想を言えば、ピンポイントでガン菌を叩けるようなワクチンが存在すれば、その方が患者には負担にならないのではなかろうか？

現実問題、様々なハードルが存在するが、そんなことを考えていくために、ワクチンや血清によってガンに立ち向かった人々も紹介していこう。それによって、さらにガン発生のメカニズムに迫れるようになるだろう……。

丹毒感染させてガン消滅！――100年以前に完成されていたコーリーワクチン

我々の知る世間においては、ガンの効果的な治療法はまだ確立されていないことになっている。そのため、シモンチーニ博士が注目された訳であるが、これまで、彼以外にも、ガンの原因は特定できずとも、効果的な治療法を発見してきた人々はいる。

例えば、今から100年以上前、アメリカの外科医ウィリアム・コーリー博士（1862－1936）はガンを劇的に癒す画期的な治療法を開発していた。医師を始めてまもなく、自分が診《み》た患者の1人を骨肉腫で亡くした体験を契機に、コーリー博士はガン治療に強い興味をもつようになった。ある時、コーリー博士は、肉腫患者の1人が化膿連鎖球菌（溶連菌）が原因として知られる丹毒《たんどく》に感染したところ、高熱を出した後に腫瘍が消失してしまったことに気づ

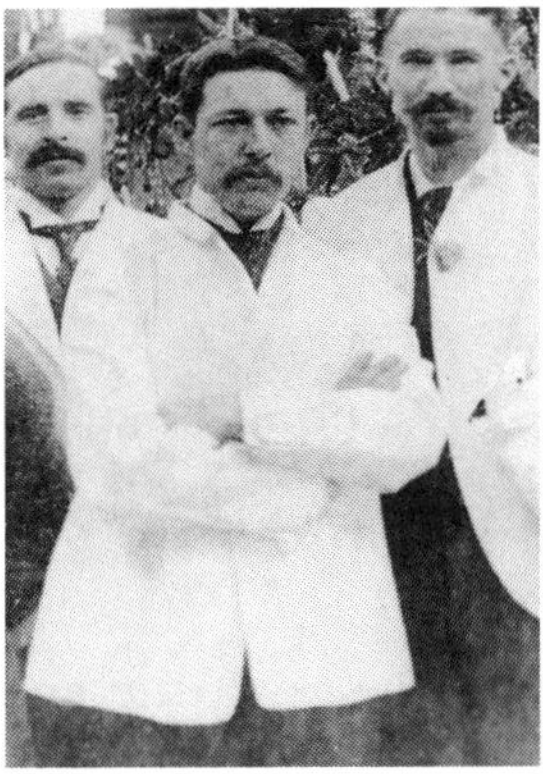

ウィリアム・コーリー博士

いた。この不思議な現象に強く惹かれたコーリー博士は、同様の治療例が過去に記録されていないかどうか調べてみることにした。すると、近代細菌学の開祖であるルイ・パスツール（1822－1895）とロベルト・コッホ（1843－1910）、さらにエミール・アドルフ・フォン・ベーリング（1854－1917）などの医学の先人が、丹毒感染に伴う腫瘍の退縮を記録していることを発見した。

丹毒感染によってガンを治療できると考えたコーリー博士は、1891年5月3日、扁桃《へんとう》と咽頭《いんとう》に腫瘍がある患者の1人に対して、はじめて丹毒を意図的に感染させる治療を行った。これは、普通に考えれば、危険な行為であり、丹毒特有の皮膚の化膿性炎症を引き起こす恐れがあった。だが、結果はコーリー博士の期待通りで、その患者の症状は著しく改善し、その後8年半生存したのだった。

これにより、コーリー博士はガン治療に細菌が利用できると確信し、安全性を高めた「死んだ細菌の混合物」を開発し、それはのちに「コーリーの毒」あるいは「コーリーワクチン」と呼ばれるようになった。そして、彼は細菌感染に免疫システムが応答し、ガン細胞を攻撃するのを観察したのだった。

コーリー博士は手術不能の腫瘍患者に対して死んだ化膿連鎖球菌を直接注射する治療法を始めた。これは多くの成功を収め、転移腫瘍に対しても効果を示した。この治療法は発熱と本格的な感染を起こした際に最も効果を示した。このことは１８６７年にドイツ人の医師W・ブッシュも彼の患者が高熱を出したのち腫瘍が小さくなったと同様に報告している。コーリー博士は最終的に死んだ化膿連鎖球菌とセラチア菌の混合物を用いることに決めた。ブリティッシュコロンビア大学のステファン・ホプション・カンは「彼は大規模な転移腫瘍まで治癒させるなど、今日の技術でも期待できないような成功を収めた」と評している。

コーリーワクチンは１８９３年１月24日にはじめて使用された。そのワクチンを接種した患者第１号は大きな腹部腫瘍を持った16歳の少年だった。コーリー博士は数日間隔でワクチンを腫瘍に直接注射した。病気に感染した兆候は見られたが、病気自体には罹らなかった。注射をするたびに体温は上昇し、寒気が強まった。腫瘍は徐々に退縮し、５月には５分の１の大きさになり、８月までには残る腫瘍の成長はほとんど見られなくなった。その少年はその後他の抗ガン治療を受けることなく、26年後に心臓発作で死ぬまで健康に過ごした。コーリー博士はこの結果を発表した。19世紀の終わりまでには、ヨーロッパから北アメリカまで、42人の医師がコーリーワクチンの成功例を報告した。

コーリーワクチンには、危険性のない死んだ細菌（死菌）が使用されていたというが、時に感染症によって死亡する患者もいたとされる。うまく行けば比類なき治療効果を発揮したものの、運が悪ければ、手痛い結果、すなわち、死をもたらす危険性も常にはらんでいた。そのようなリスクが生じた背景には、死菌（不活化）処理が徹底していなかった可能性が考えられるが、コーリー博士は自身の死菌ワクチンによって数百人ものガン患者を救い、20世紀中頃までの約60年間、コーリーワクチンはガン治療の主流として利用され続けた。だが、不幸なことに、データが詳細に記録されておらず、患者が他の治療法と併用して利用したケースも多く、単独でその効果を評価することが難しかった。さらに、新しい放射線療法も開発されてきたことに伴い、次第に廃れていくこととなった。

ちなみに、自ら放射線機器を2台使用してみたコーリー博士は、訓練が不十分な実験者による放射線療法は効果が限局され、一時的には効いてもガンを根治しないと結論づけている。これは、放射線療法でガンを効果的に治療できていない現状を予言するような言葉であったと言えるのかもしれない。

病気予防と治療には病原菌投与が効く⁉

病気予防と治療には、毒とも言える病原菌の投与で対処する……。これは、かつては決して珍しいことではなかった。

例えば、健康な人が天然痘に対して免疫を得るために、古くから西アジアや中国では、天然痘患者の膿を接種して軽度の天然痘を起こさせる人痘法が行われてきた。だが、安全性に課題があり、1796年にイギリスの医師エドワード・ジェンナーが、ウシの天然痘である牛痘の膿を用いた安全な牛痘法を考案した。これが世界中に広まり、天然痘流行の抑制に大きく貢献した。ちなみに、この時に用いられた言葉がワクチンである。その後、さらに優れたワクチンとして、人痘ウイルスをウサギの睾丸を通して弱毒化した後に牛に接種して作った牛化人痘ワクチンが開発され、広く用いられた。だが、現在では、天然痘は撲滅されたと考えられているため、予防接種である種痘《しゅとう》は行われていない。

ここで、ワクチンとは、毒性をなくしたか、あるいは弱めた病原体から作られ、弱い病原体を注入することで体内に抗体を作り、以後感染症にかかりにくくするものである。生ワクチンが生きた弱毒性微生物を含むのに対して、不活化ワクチン・死菌ワクチンは抗原となるウイルスや細菌などの微生物を不活化したもの、すなわち、化学処理・加温処理・紫外線照射などによって、抗体を生成させる働きを失うことなく、体内で増殖しないようにしたものである。

ガンに対するワクチンに話を戻すが、コーリー博士の他に忘れてはならないのが故丸山千里《まるやまちさと》博士だろう。結核やハンセン病患者がほとんどガンに冒されることがない点に気づいた博士は、結核菌から抽出したアラビノマンナンという多糖類を主成分とした、通称「丸山ワクチン」を1944年に開発した。これは、ドイツのロベルト・コッホが1890年に発明したヒト型結核菌製剤ツベルクリンにヒントを得ている。手術でガンを取りきれなかった患者126名を対象に、従来の抗ガン剤に丸山ワクチンを併用治療した場合、抗ガン剤のみによる治療と比べて、50ヶ月後の生存率が約15％向上するというデータが出ている。

近年では、気道に入った異物を患者の背後から腹部を圧迫して除去するハイムリック法で有名なヘンリー・ハイムリック博士（1920－）が、1980年代初期から、ガン、ライム病、そしてHIVの患者に対してマラリアを与えて治癒または改善を確認したとされる。

また、白血病の子供の場合、麻疹にかかると、そのウイルス粒子が白血病細胞の内部に見られるようになり、3週間ほどで抗体ができて、麻疹のウイルスとすべてのガン（白血病）細胞を破壊して治癒することも報告されている。

過度に熱心な医師たちは、普通の人であれば死に至らしめる天然痘、マラリア、脳炎や他の感染症のウイルスを意図的にガン患者に投与したが、彼らがその感染によって死ぬケースは意外に少なかった（現代の視点からすると、それでも高いと言えるが）。その要因は、ガンが発病している間に、病気に対する免疫応答を効果的に発動させる患者自身の能力にあるようであった。

このように、ガンを制するために、これまで何人もの人々がワクチンに相当するものを開発してきたが、その効力は、ワクチン自体に生きた弱毒性微生物を含むのか（生ワクチン）、無害の抗原のみ含むのか（不活化ワクチン）によっても大きく異なってくるとの声もある。丸山ワクチンのように、安全性が高められている分、効力が弱くなっている可能性も考えられるのだ。

免疫システムを切り替えるサム・チャチョーワ博士の誘導寛解療法（ＩＲＴ）

ガンやエイズをほぼ完璧に治療しうる驚異的なワクチン・血清療法を開発したのは、オーストラリア出身の天才医師サミール（サム）・チャチョーワ博士である。ワクチンや血清は病気の種類によって異なるため、複数存在するが、いずれの治療法も、誘導寛解《かんかい》療法（Induced Remission Therapy=IRT）と命名されている。まずはその治療法を見出した経緯から説明していこう。

サム・チャチョーワ博士は、ウィリアム・コーリー博士や丸山千里博士らと同様、ガンのような難病が奇跡的に自然消失してしまった過去の事例に関心を抱いてきた。そして、関節リウマチ、クローン病、全身性エリテマトーデス（全身性紅斑性狼瘡《こうはんせいろうそう》）などの自己免疫疾患に苦しむ人々は、ほとんどガンに冒されないことに気づいた。加えて、彼は動物の免疫応答をヒトに利用することを思い立った。

例えば、ヒト免疫不全ウイルス（ＨＩＶ）は猿を起源にするものと考えられているが、感染して後天性免疫不全症候群（エイズ）を発症するのはヒトだけである（ちなみに、猫エイズは異なるウイルスである）。馬、猫、犬などの動物は概してヒトよりもガンに対する抵抗力を持っている。

通常、新薬の効果を評価するためには、ヒトを対象とした臨床試験を行う前に、動物実験を行う。そのため、動物がヒトと同じように病気にかかってくれないことには、なかなか参考になり得ない。特に、ＨＩＶのように、感染してもエイズを発症することのない動物では、実験に利用する価値は薄れてしまう。もちろん、ＨＩＶに関しては、ウイルスの突然変異という大きな問題があるとはいえ、実験に有効な動物も存在しないことは、ワクチンの開発が遅れる要因の1つと言えるだろう。

だが、逆に言えば、ヒトは動物を見習うことができるのではなかろうか？　特に馬が有する免疫力は古くから注目され、薬学が未発達の時代、肺炎、狂犬病、急性灰白髄炎（ポリオ）、天然痘や他の伝染病の治療に対して、医師たちは馬の血清（抗血清）を用いていた。なぜ今日でも同じ理論を応用・発展させないのであろうか？

確かに、過去の抗血清による治療においては、副作用として血清病が現れる問題が見られたが、チャチョーワ博士はそれを解消して、動物の持つ抵抗力を安全にヒトに移植して完全なる治癒を実現する血清・ワクチンの開発を考えたのである。

健康な細胞においては、外部から異物（病原体）が侵入しようとすると、免疫システムが作動し、それは攻撃・破壊される。我々の体にはそんな自己防衛機能が備わっているが、ガンやＨＩＶの場合、その免疫システムはそう簡単には守ってくれない。だからこそ、今日でも我々はそのような病気を恐れる。ガン細胞は、免疫システムに簡単に気づかれることなく増殖するだけでなく、体内を移動、すなわち、転移までもできる厄介者である。

相手が、麻疹ウイルス、おたふくかぜウイルス、インフルエンザウイルスのような病原体であれば、我々の免疫システムは発動し、適切に対処できる。そうであれば、免疫システムが異物と解釈できるようにガン細胞の状態を変えればよいのではなかろうか？【注6】

そう考えたチャチョーワ博士は、特定の病気に冒された患者がガンに対して抵抗力を示すこと、そしてヒトよりも高い抵抗力を示す動物の血清（抗血清）を参考に、不活性化させた病原菌のみを含むワクチン・血清を使ったＩＲＴと呼ばれる治療法を開発した。先に記したように、ＩＲＴとは、Induced Remission Therapy（誘導寛解療法）の略であり、ヒト（の細胞）が元々

【注6】シモンチーニ博士はガン細胞が被包反応を示して増殖すること自体が免疫システムが作動した証拠として捉えているようである。

有している免疫力を発動させ、自然な治癒へと導く療法である。

メカニズムを分かりやすく説明すれば、まず、不活性化させた病原菌（治療薬）を体内に注入すると、ガン細胞のような目標となる細胞にくっつき、あますところなく包み込んで免疫学的に見えるようになる。その不活性化させた病原菌は、ヒトの免疫応答によって簡単に破壊されるが、都合の良いことに、その内部に取り込まれたガン細胞をも一緒に破壊・消失させてしまうのだ。

つまり、ＩＲＴは、深刻なガン細胞を、麻疹ウイルス、おたふくかぜウイルス、インフルエンザウイルスに感染した細胞のように、扱いやすい感染細胞に変えてしまい、細胞の損傷を遺伝子レベルで修復させてしまう究極の治療法と言える。

チャチョーワ博士が開発した治療薬には、血清、エキス剤、ワクチンがあり、患者が抱える病気に応じて中身が選択される。抗菌・抗ウイルス性の抗体を広範囲に発生させるために、何種類かのウイルスや微生物（不活性化させた病原菌）が利用される（不活化処理の詳細は聞き出せていない状況はある）。主に治療不能とされたガン患者やエイズ患者に対して投与されたところ、いずれに対しても約99％の治癒率を誇っており、その安全性についてもアメリカの名門の大学や病院で確認されている。以後さらに進化を遂げているが、２００１年の段階で、彼の療法で可能なことは以下の通りであった。

i）末期段階を含めたほぼすべてのガンを後退させる。

ii）6ヶ月から1年でエイズを後退させる。

iii）心筋症と心臓の瘢痕《はんこん》組織を後退させる（死んだ組織を健康な組織に置き替える）。

iv）手術なしでアテローム性動脈硬化症を後退させる。

v）手術なしで心臓弁を修復する。


病名で言えば、ガン、エイズ、心臓病だけでなく、気腫、多発性硬化症、糖尿病、喘息、臓器不全、慢性疲労症候群、繊維筋痛症、アルツハイマー病、パーキンソン病、筋萎縮性側索硬化症（ALS）、炎症性疾患、乾癬、湾岸戦争症候群などに対しても彼のワクチンや血清は有効だとされ、のちに触れるが、今日では彼の治療薬はさらに改良されて治療のプロセスも簡略化されているのだ。

IRTによる奇跡的治癒の実例

ここで、チャチョーワ博士のIRTによる治療の実例を治療前後の写真を添えていくつか紹

チャチョーワ博士の IRT 治療実例①

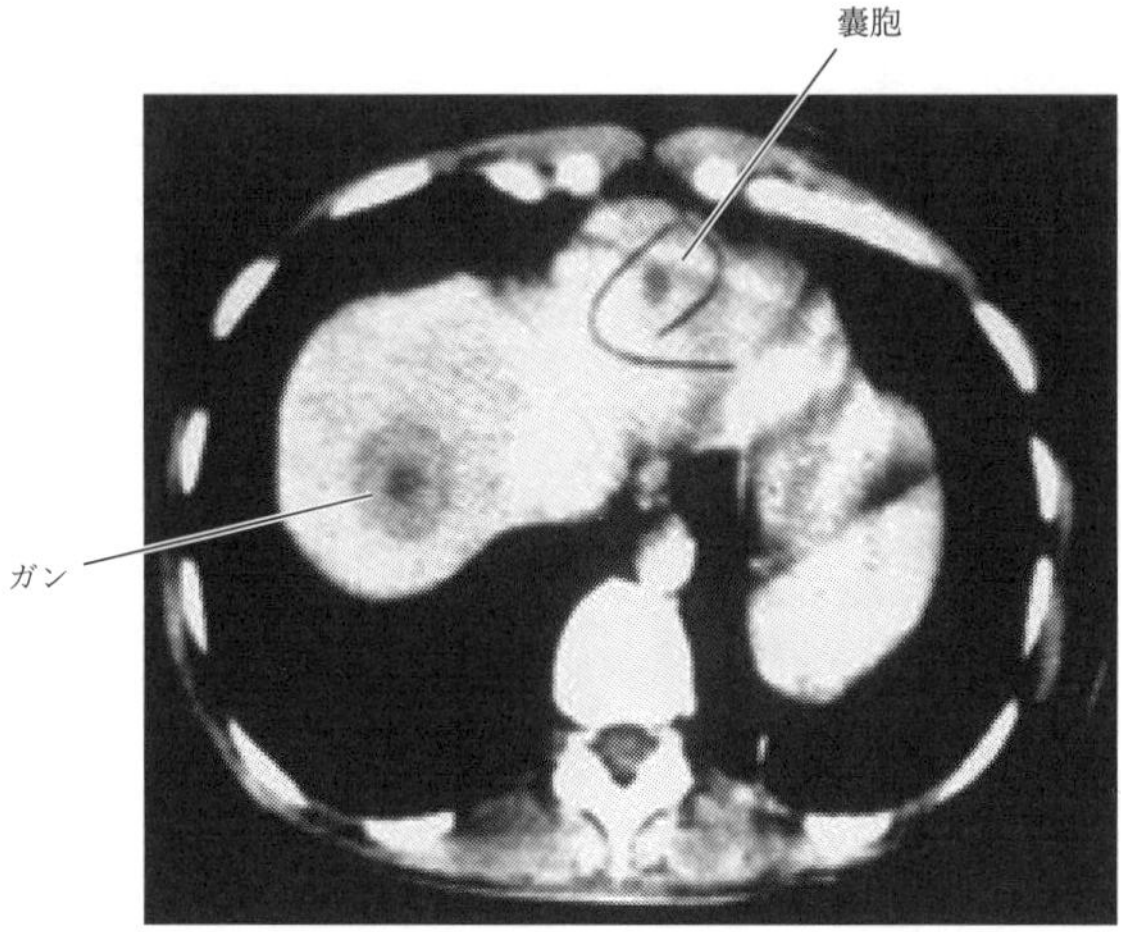

写真１　治療前

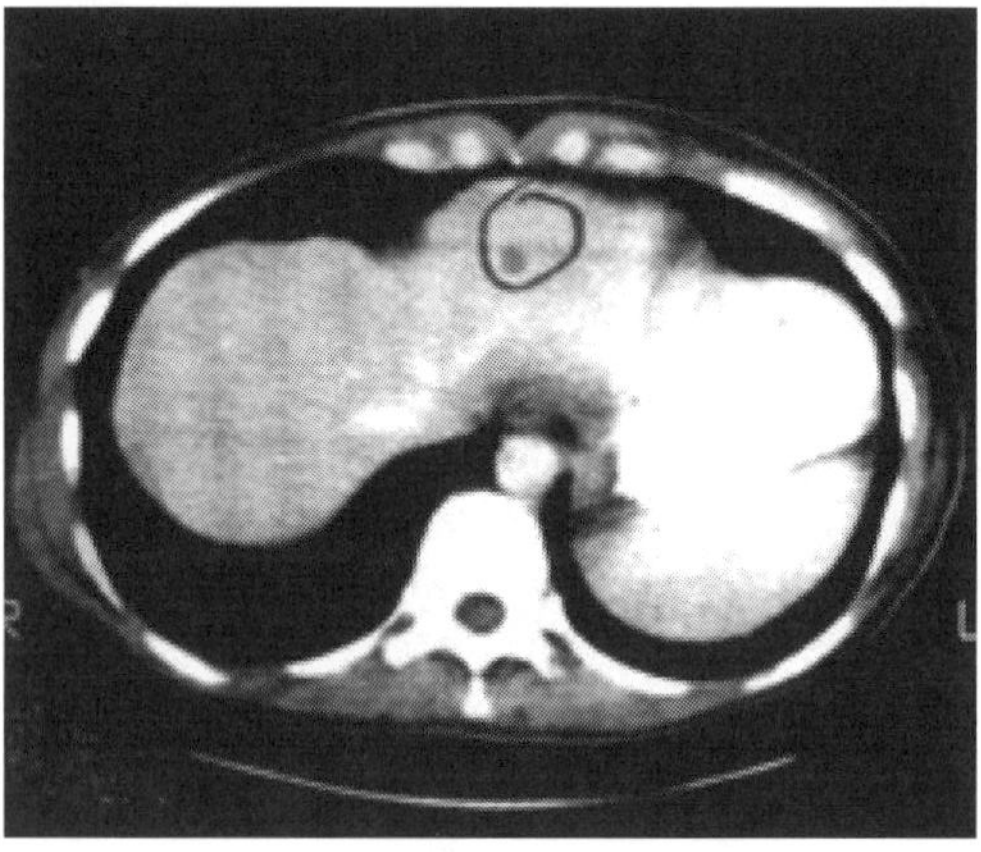

写真２　治療２週間後。ガンが消えている

チャチョーワ博士のIRT治療実例②

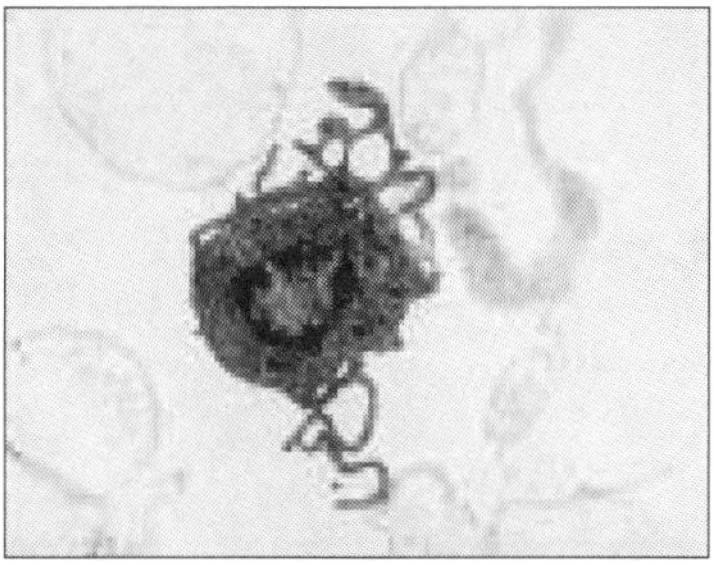

写真3　ワクチン投与前
いくつものウイルス粒子に感染したTリンパ球（T細胞）が、細胞質の中に小さな黒い円として見られる。細胞は冒されて、外側の細胞膜は不規則に破壊されている。

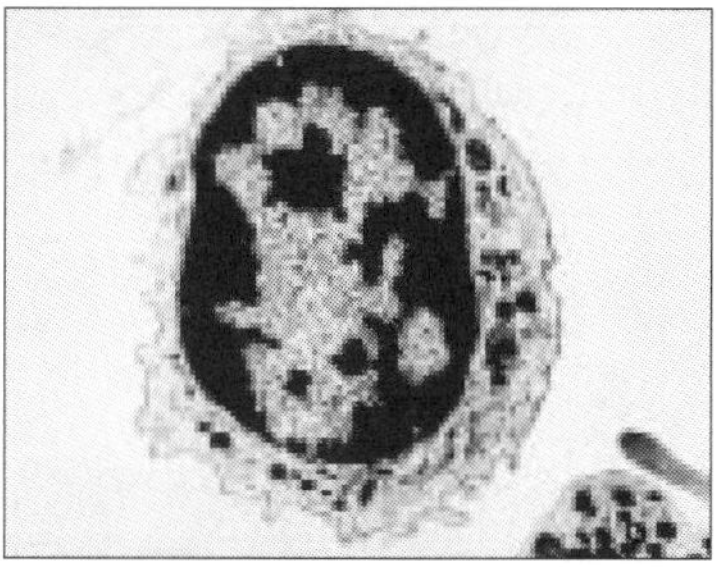

写真4　ワクチン投与3日目
T細胞膜に改善が見られる。おそらくはリソゾームの形成を表す好転反応で、ウイルス粒子が減少している。

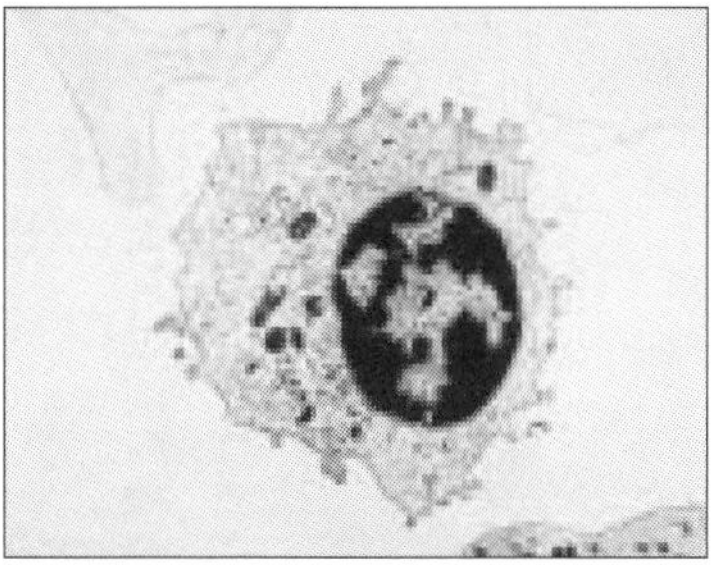

写真5　ワクチン投与6日目
細胞内のウイルス粒子の数が著しく減少している。壊れつつあるウイルス粒子の周りにさらに好転反応が現れ、細胞構造がますます安定化している。

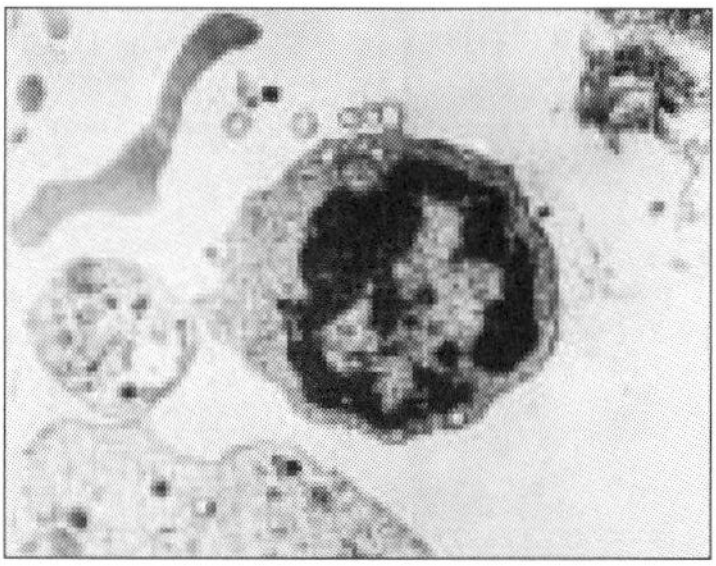

写真6　ワクチン投与9日目
細胞核内のワクチンの影響を表す核内の凝縮組織の形成に、ウイルス物質の駆除と細胞質のウイルスの除去を伴っている。細胞構造が正常に戻っている。

介しておこう。

例えば、次のケースは、おそらく最も治療が困難な肝臓ガンである。別の場所からの転移で、ひとたびガンが肝臓に到達すると、治療は非常に困難となる。写真1は、42歳女性の肝臓のCT画像である。上に丸で囲まれた黒い点は、患者が生まれ持って有する嚢胞である。左側の大きな黒い点がガンである。このガンは、患者には無害な死んだバクテリアの抽出液を使って、ブドウ球菌がくっつけられたものである。写真2は、わずか2週間の治療でガンが消えたことを示している。

写真3は激しいHIVの攻撃に遭《あ》い、構造的に崩壊の危機のある細胞を示している。ウイルスは細胞質を通して小さな黒い粒子として見ることができる。この細胞はフローサイトメトリー（微細な粒子を流体中に分散させ、その流体を細く流して個々の粒子を光学的に分析する手法）によって分離されたものである。驚くべきことに、プロテアーゼ阻害《そがい》剤（抗HIV薬の一種）で治療を受けた患者の尿タンパクは検知不能な値を示していた。20万レベルを超える尿タンパクを示した他の患者たちは、細胞内ウイルス粒子の数はもっと少なく、さらに効率的な免疫応答を示しており、この病気の進行診断に共通して利用される技術すら疑うことにもなった。

IRTは、わずか9日間でウイルス駆除に成功した。

IRTは、心臓病を含む多くの病気に驚くべき治癒反応をもたらしている。グラフ1、グラ

チャチョーワ博士のIRT治療実例③

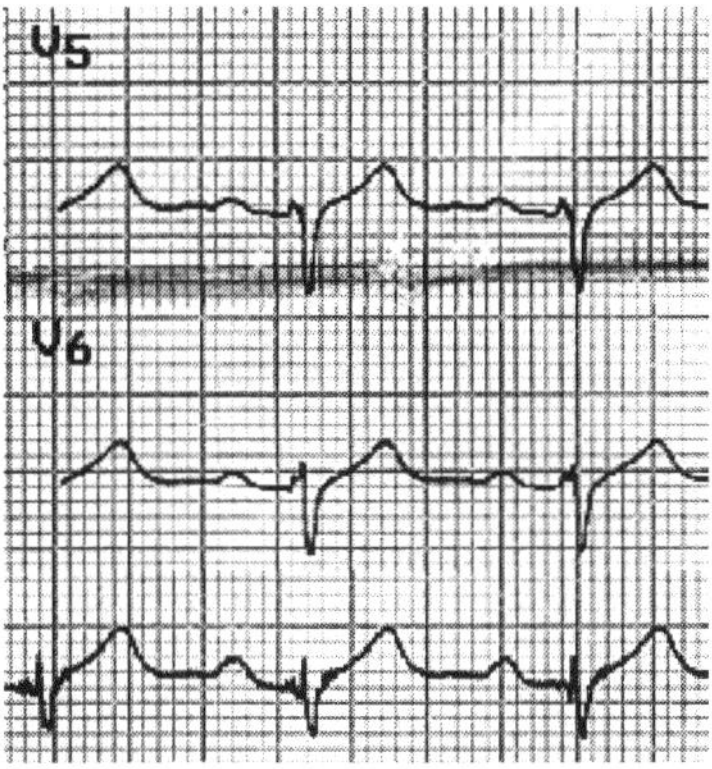

グラフ1　治療前。心臓病を経験した50歳の糖尿病患者の心電図

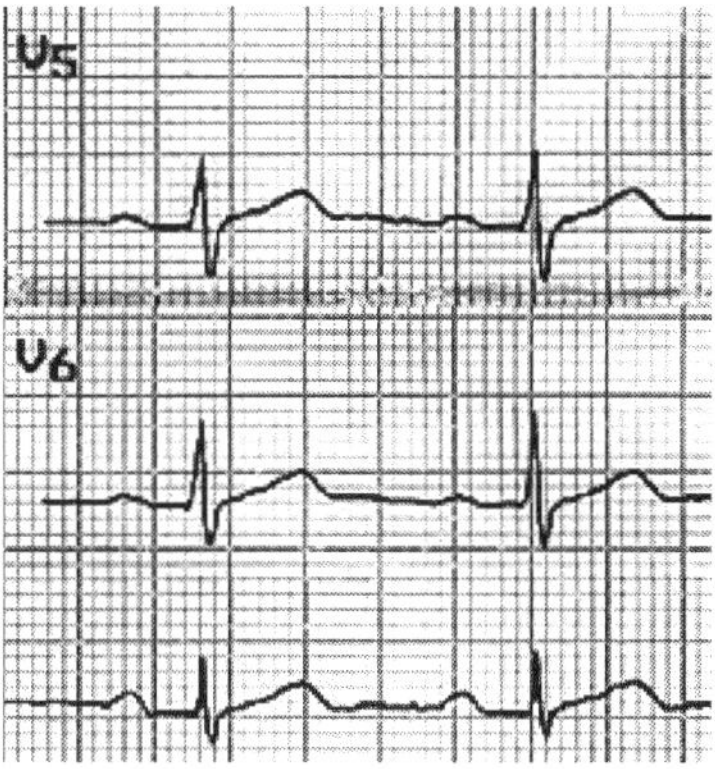

グラフ2　治療2日後

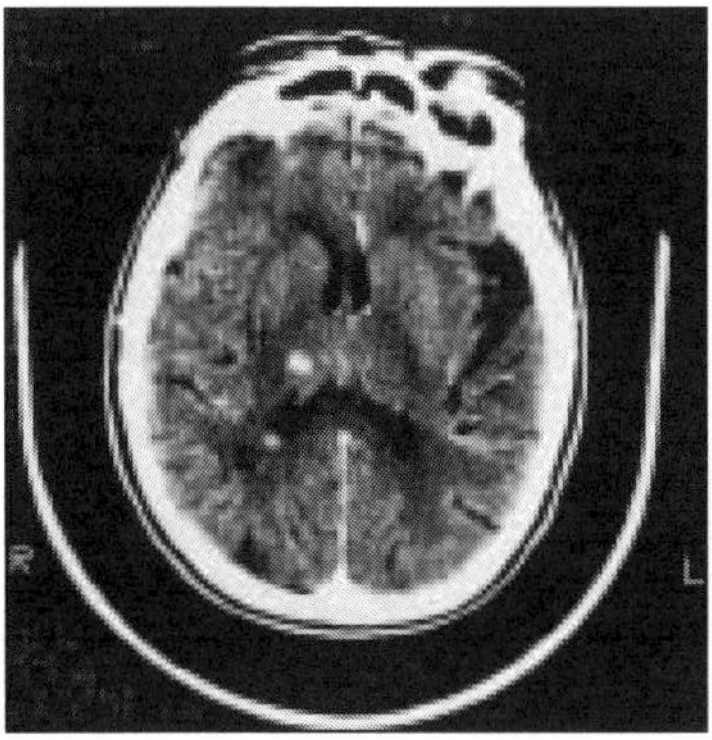

写真7　治療前

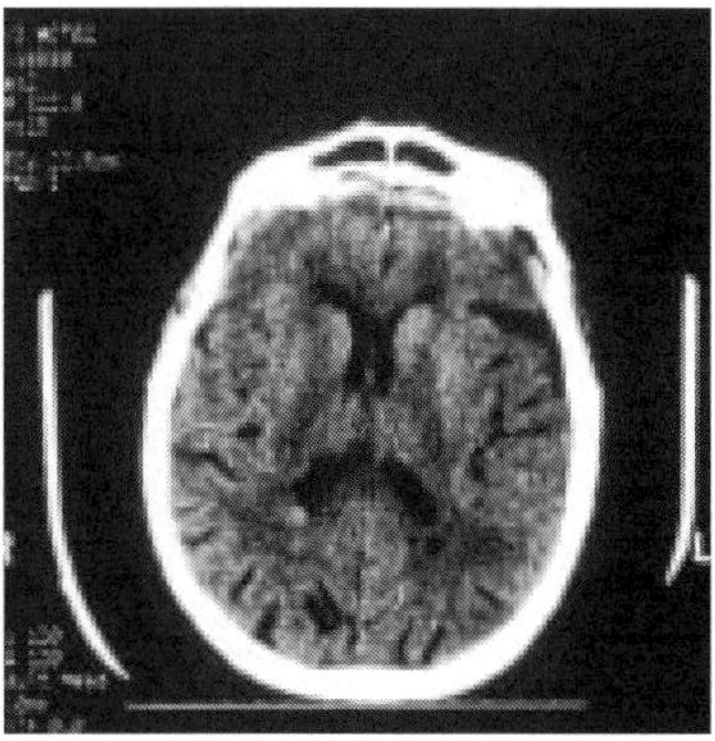

写真8　治療2ヶ月後。転移したガン瘇が消滅

チャチョーワ博士の IRT 治療実例④

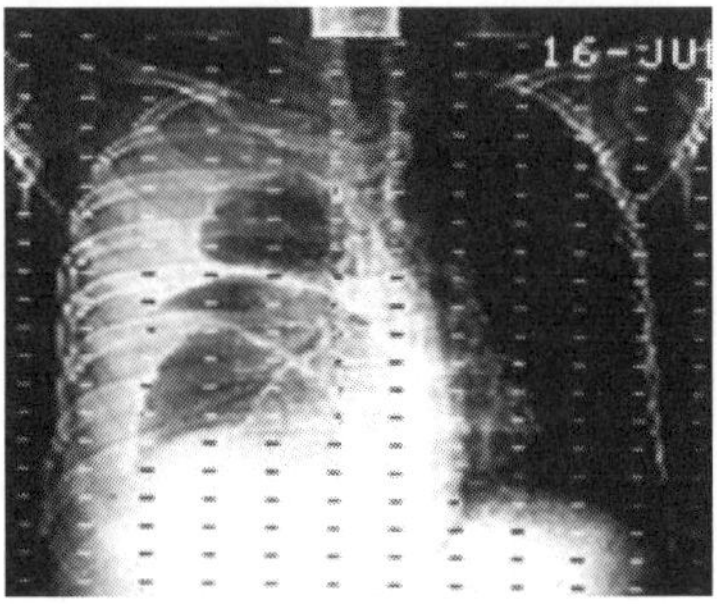

写真９　治療前。肝臓ガンが右肺を囲んでいる

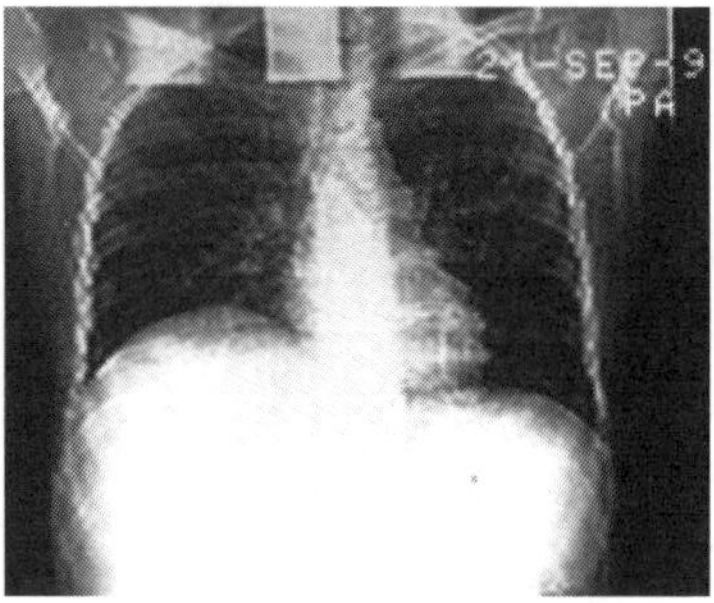

写真10　治療６週間後

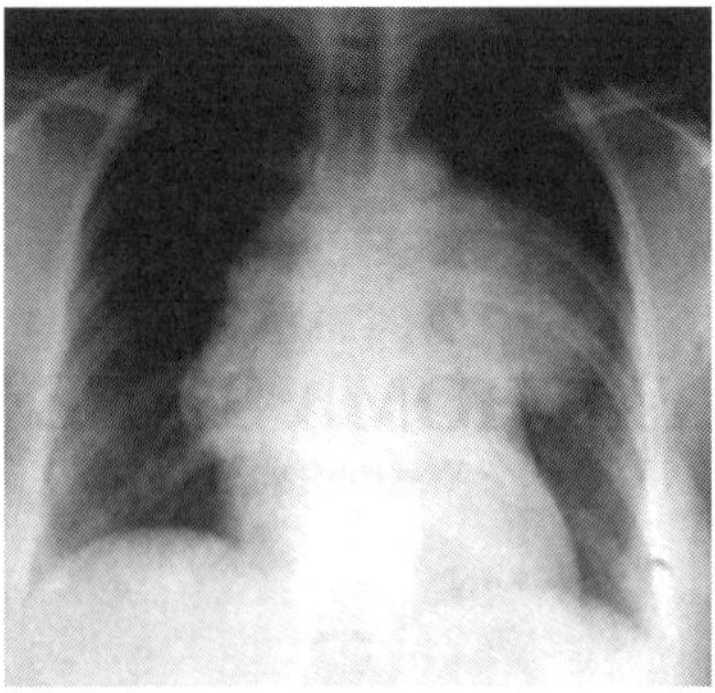

写真11　治療前。中央部の白い塊がガン

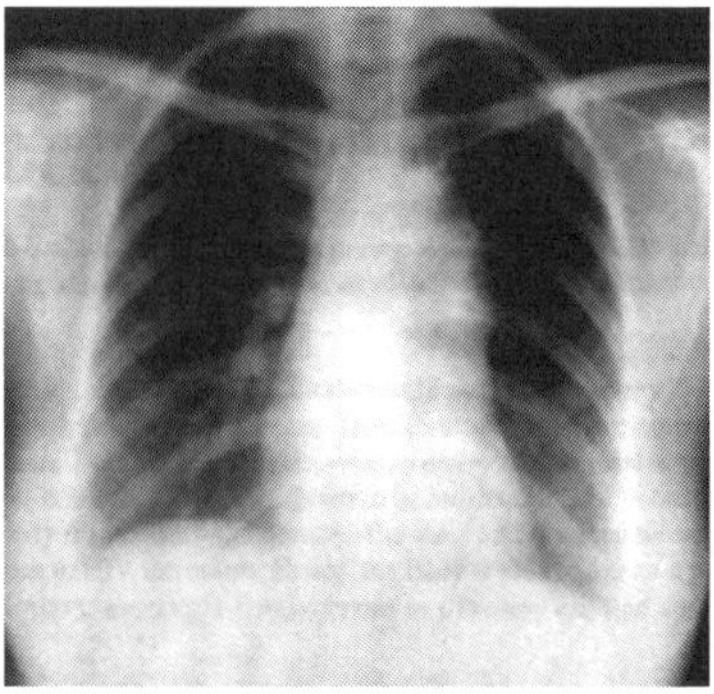

写真12　治療１週間後

チャチョーワ博士のIRT治療実例⑤

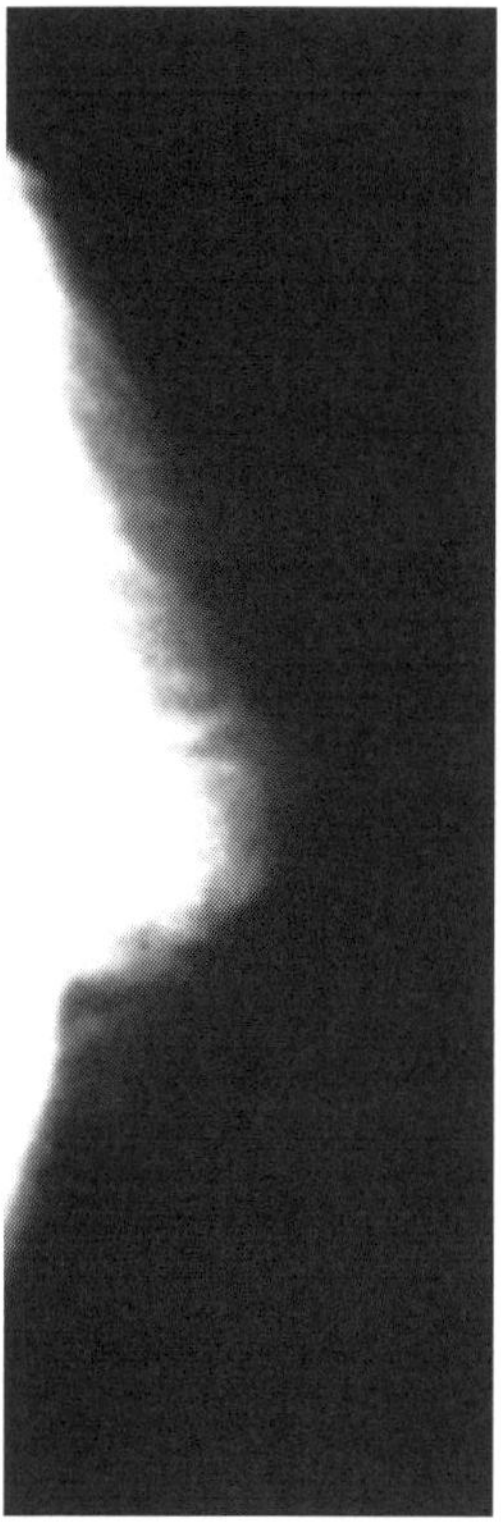

写真13　乳ガン治療前

写真14　治療10日後

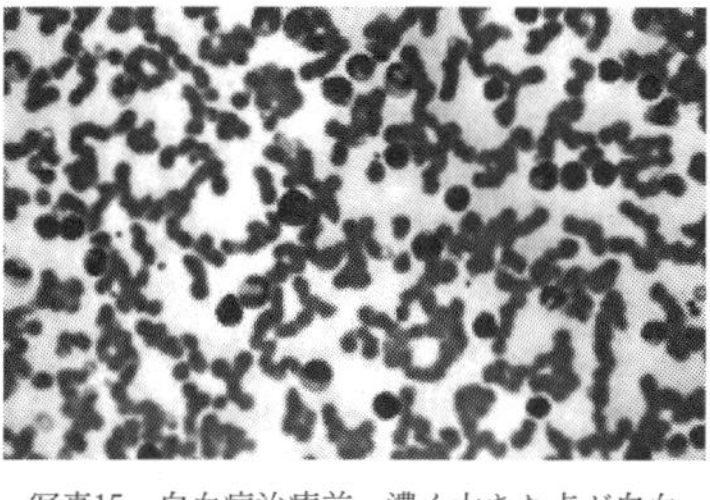

写真15　白血病治療前。濃く大きな点が白血病細胞

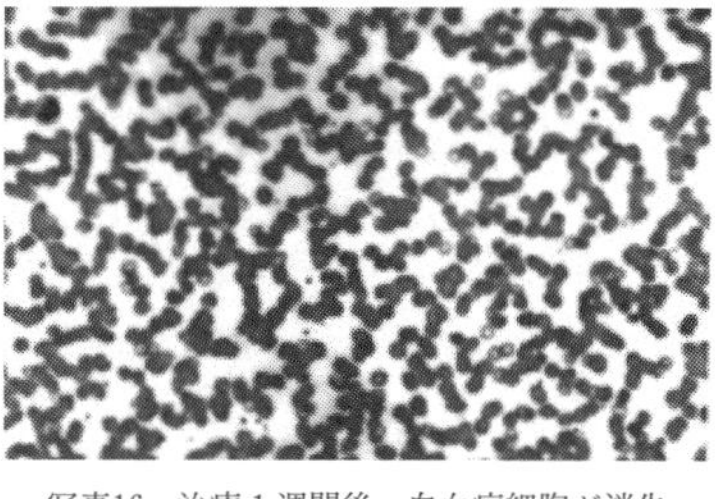

写真16　治療1週間後。白血病細胞が消失

フ2は、深刻な心臓病を経験した50歳の糖尿病患者の心電図である。わずか2日間の治療で心臓の機能が高まり、R波進行において改善が現れたことを示している。患者のトリグルセリド値は3分の1に降下している。また、コレステロール値とグルコース値も改善している。遺伝子レベルで効果を発揮するIRTには限界がない。

写真7は、小細胞のガン腫が脳にいくつも転移している状態を示している。写真8は、2ヶ月の治療でガン腫が消えていることを示している。

写真9は、22歳男性の胸部CT画像である。横隔膜の片側を貫く肝臓ガンが、右側の肺を包み込んでいる。写真10は、6週間の治療の後のCT画像で、肺を取り囲んでいたガンが消えていることが分かる。

写真11は、ボディビルディングを行う32歳女性の胸部レントゲン写真で、非ホジキンリンパ腫を患っている。中央の大きな白い塊がガンである。彼女は約1週間の治療を受け、ほぼガンが消えていることが写真12から分かる。

写真13は、乳ガンを患った65歳の女性のレントゲン写真である。写真14は、治療10日後のレントゲン写真で、正常な状態に戻っていることが分かる。

写真15で、濃い大きな点は白血病細胞である。これが1週間の治療で写真16のように消失している様子が分かる。

業界が震撼、オーストラリア医学協会から詐欺師扱いされてしまう

しかし、このような成功例があるにもかかわらず、なぜ我々はそんな情報を知らされていないのだろうか？

それはシモンチーニ博士の状況に勝るとも劣らない偽情報キャンペーンの餌食とされていたからである。それを理解していただくためにも、彼の人生を簡単に振り返ってみることにしよう。

ユダヤ系オーストラリア人のサミール（サム）・チャチョーワ少年が思春期に入った1975年、医師であった父親にいくつもの骨髄腫が見つかった。ただ、当時は特別な症状が現れない限り、治療は何も行われないのが一般的で、彼の父親も例外ではなく、自分の病気のことは誰にも告げずに、いつもながらの生活を続けていた。

だが、次第に症状が現れ、父親の容態は悪化していった。父親の病気を知ったサムは、すでに医学部に通っていた兄と姉の影響もあり、将来、自分も医師になることを目指そうと決意した。サムは、何とかしてガンを治す方法を見つけ出し、父親の健康を取り戻したいと切に願った。だが、自分はまだ医師にはなっていない。今のままでは父親を助けることができない……。

そう考えたサムは、まもなく医学、特にガンについて独学を始めることになった。

高校生にしてガン研究者たちと連絡を取り、様々なアイディアを提案しては活発に議論を交わした。そうしてガンについて次々と学んでいき、副作用が強く、さほど効果が得られていないにもかかわらず、化学療法や放射線療法が広く普及している現実も学んでいった。

そして1977年、サムは18歳にして、先述のIRT（誘導寛解療法）の基となるガンの治療法を発見し、前代未聞の若さでオーストラリアのガン研究機関で研究・発表を行うに至った。

もちろん、サムが土台として注目したのは、先に触れたように、動物の有する病気に対する抵抗力を応用することや、自己免疫疾患を抱える患者がガンに対して抵抗力を持つこと等であった。

とはいえ、当然、まだ医師でもなかったサムには、自分の発見を思うままに検証していくことはできなかった。そして、自分が救うという願いは叶わず、父親はガンで他界した。

悲しみにくれたサムだったが、1984年、ようやくメルボルン大学医学部を優等で卒業して、正真正銘の医師になった。そして、動物の免疫応答を利用するという独自のアプローチは、動物実験においても、ヒトへの臨床試験においても、注目すべき成功を収めていった。

もちろん、彼が考案した療法とワクチンは、海外の権威ある医療機関でも認められる必要があった。そこで、世界中を回り、自分の研究成果を主要な医療機関・関係者に伝え、約10年を要して検証が行われることとなった。アメリカのコロラド大学、UCLA、そしてロスアンゼルスのシーダース・サイナイ・メディカル・センター（以下CSMC）では、他のいかなる治療方法でも効果を見いだせなかった患者に対して、彼の開発したワクチンを投与する臨床試験が行われた。

結果は、99％以上の患者にすぐに効果が現れる、驚くべきものであった。その実験に関わった医師たちは皆興奮して、チャチョーワ博士の開発したワクチン・血清の奇跡的効果に感激を露にした。自分が開発したワクチンの効果が超一流の医療機関で確認されて、自信を持ってオーストラリアに帰国したチャチョーワ博士は、1995年夏、全世界に向けて、まさにその成果を発表する段階であった。そして、チャチョーワ博士は、過去15年間の努力が報われ、人生において最も輝かしい体験をする予定であった。

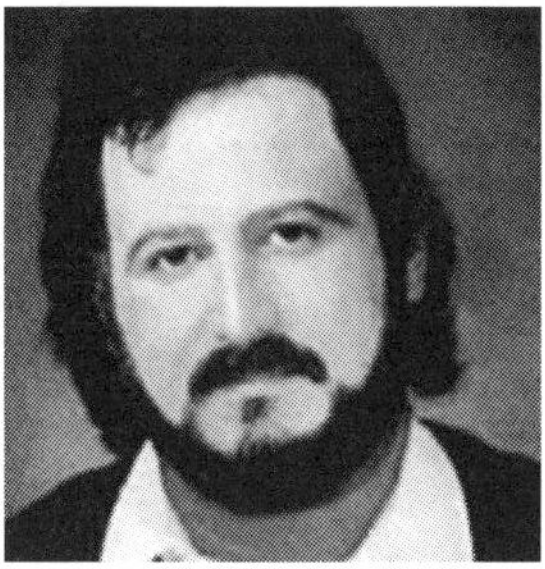

サミール（サム）・チャチョーワ博士

ところが、突然のようにテレビや新聞のインタビューはキャンセルされ、これまで好意的に彼の研究を支持してきた医学者たちが態度を急変させた。彼は自分の研究成果を追検証する医療機関に10万ドルの資金提供を申し出ていたにもかかわらず、どこの医療機関も無視した。オーストラリア医学協会の者たちは、明らかな嘘をつ（吐）く詐欺師であるとして、チャチョーワ博士を非難し始めた。また、彼の研究に協力していた医学者たちですら態度を一変させて、共同研究の継続を拒否してきたのだ。

チャチョーワ博士の研究は、現在の医学界においては常識を逸脱したアプローチであったばかりでなく、その驚異的な効果は医療業界を揺るがすものだったのだ。

20世紀最大の発見のはずが、未曾有の1000万ドル訴訟にまきこまれる！

2000年8月11日、ロスアンゼルス連邦裁判所は、被告CSMCは原告サム・チャチョーワ博士に対して約1000万ドルを支払うよう命じる判決を言い渡した。

このような裁判が行われた背景には、チャチョーワ博士が次々とガンをはじめとした重病人を癒していった過去があった。チャチョーワ博士が独自の治療法で前立腺ガンの治癒を実現したニュースが広まると、UCLAやCSMCの一流の研究者たちはチャチョーワ博士にアプローチして、ガンやエイズに対して臨床試験を行いたいと申し出たのだ（のちに、南カリフォルニア大学もその実験・研究に関わっている）。

1994年秋より始められた試験においては、大きな成功を収めて、医学界より極めて好意的かつ積極的な反応を得ることができた。CSMCのエイズ・免疫異常センターの所長エリック・ダール博士は、「データを見ると、実験に使われた多くの血清サンプルが、感染を大いに抑制していることが分かる」とコメントしている。UCLA医学部の教授ポール・テラサキ博士は、「大規模な実験が着手され、興味深い結果を出している」と記事にしている。また、同医学部のシュロモ・メルメッド博士は「興奮すべき治療機会を与える新しい世界」と評した。

さらに、コロラド大学、ストックホルム大学等の医療機関でも、チャチョーワ博士の研究とワクチンの効果が、臨床試験を含めて十分確認されていた。そして、20世紀末までには、チャチョーワ博士は20世紀最大の発見をおさめた医学者として賞賛されるものと思っていた。

ところが、チャチョーワ博士の名声が広まると同時に、災難も彼を襲うことになった。メキシコのあるクリニックが、チャチョーワ博士の名前を利用して、ワクチンと称する偽物を販売し始めたのだ。現実には、そのクリニックは患者に水道水を高額で売りつけていただけだった。しかし、数人の患者が死亡し、メキシコ政府にクレームが届くほどに事態は発展した。チャチョーワ博士はそのクリニックを訴えて、最終的にそのクリニックは営業停止に追い込まれた。だが、チャチョーワ博士にとっては、多額の訴訟関連費を負担するだけでなく、新たな問題を生み出すきっかけを与え、大きな痛手となった。

直後、UCLAとCSMCはチャチョーワ博士との関係を一切否定し、チャチョーワ博士の信頼性に問題があるとして、過去に行われた実験データすら否定する態度に出たのだ。

最も悪質であったＣＳＭＣは、チャチョーワ博士の研究成果を盗用し、病院側が独自に発見した研究内容として、彼の理論をジャーナルに掲載していた。また、矛盾することではあるが、ＣＳＭＣ側は99％以上という驚異的な治癒率を誇った臨床試験のデータ公表を拒《こば》み、チャチョーワ博士が開発したガンやエイズ用ワクチン及び血清数十種の大半を没収した。

そこで、秘匿《ひとく》されたデータの公表、奪われたワクチン・血清の返還、そして名誉回復のためにも、チャチョーワ博士はＣＳＭＣを訴えるに至ったのだ。

現実には、矛盾だらけのＣＳＭＣ側の対応が次々と暴露されたばかりか、チャチョーワ博士のワクチン・血清のおかげで奇跡的に癒された患者たちが証人になり、彼の信憑性《しんぴょうせい》が高まることとなった。判決は明らかであった。傍聴者の中には、病院側を悪魔呼ばわりして騒ぐ人も現れた。結局、チャチョーワ博士は勝訴した訳だが、失うものの方が大きかった。

大変な時間、出費、労力を掛けて開発した、大半のワクチン・血清がなくなってしまい、一から製造を始めねばならない状況になった。開発には少なくとも数年は要する。もっと早い時期に臨床試験のデータが公表されて、チャチョーワ博士の治療薬が普及していれば、今なお死者が多数出ているガン患者ばかりでなく、その他難病患者の命が救えたはずである。これは、チャチョーワ博士個人ばかりでなく、人類にとって甚大なる被害を与えた。そのような意味において、１０００万ドルの賠償金程度で済まされる問題ではなかった。

暗殺されかかりつつワクチンは進化――スプーン1、2杯でエイズも完治!

チャチョーワ博士に落ち着く暇《ひま》はない。CSMCは判決を不服として控訴すると、2001年9月には賠償金が1000万ドルではなく、初期の自己負担分である1万1000ドルに減額する判決が下ったのだ。それもそのはず、CSMCと共同研究を行ったUCLAの学部長の妻がこの事件の裁判官を務めていたからだ。勝訴ではあったものの、これは事実上チャチョーワ博士を破産させた。ワクチン開発に必要な生体すら購入できない金額であり、もはや彼には上告する資金も体力もなくなっていた。

そして、チャチョーワ博士のガン研究への熱意は消えた。というのも、医療業界において、ガン治療薬こそが最大の稼ぎ頭となる商品であり、効き過ぎる治療薬の開発は、最も風当たりの強い行為であったことが身にしみて分かったからだ。

チャチョーワ博士は、難病患者を癒す医師として注目されて以来、常に嫌がらせを受け、3度も暗殺されかかった。唯一の頼みの綱であった司法の場にさえ、被告側の息の掛かった裁判官が待ち受けていたのだ。資本主義経済が終焉し、お金のために働かねばならない社会が根本的になくならない限り、医療業界は病人という客を減らすような努力を積極的に行うことはない。そのため、以後、彼はガン治療よりも、アフリカやアジアで苦しむエイズ患者や心臓病患者のための研究を行っていきたいと考えるようになった。

チャチョーワ博士は、命を狙われ、過度なストレスに曝され、長らく体調を崩していた。だが、2005年6月には健康を回復し、なんとか医師としての仕事も再開させた。チャチョーワ博士は、患者を直接診るよりも、自身の血清・ワクチンを求める医師らのために、それらを製造・販売することに重きを置いている。

ただし、ワクチンは必要に応じて個別にラボに製造を発注せねばならないために高額となる。アメリカ国内での治療行為にも制限が設けられていることから、世界中の人々が恩恵に与れるようになるには、まだ道のりは険しい。

とはいえ、2011年10月までには、チャチョーワ博士のワクチンは大きく進化を遂げている。難病として知られる多発性硬化症に対しては、驚くべきことに、たったのスプーン1、2杯を経口投与するだけで完治するという。それは、エイズに対しても同様だという。さらに注目すべきことは、ガンに対しては、1日スプーン3杯を6日間経口投与するだけだという。もちろん、体に負担を与えるような手術の必要はない。

彼の血清・ワクチンはDNAレベルで効き、患者が抱えるあらゆる障害がこの血清・ワクチンによって改善する。多発性硬化症の患者においては、実際に脳と神経の障害すら修復される。

ただし、筋萎縮性側索硬化症《きんいしゅくせいそくさくこうかしょう》（ＡＬＳ）に対しては、進行を止められるが、障害を修復することはできないという。

これらは、あまりにも信じがたいことである。だが、彼が繰り返し命を狙われてきた理由はそこにあるのも想像がつくだろう。

唯一の難点は、わずかスプーン1杯の血清・ワクチンに1万３０００ドル（1ドル１００円換算で約１３０万円）も要することである。その血清の中には、パラジウム錯体、金、プラチナなどの貴金属に加えて、興味深いことに、煮沸と放射線に耐えうる昆虫から得た酵素類が含まれている。これらの酵素は、４分の１ポンド（約１１３・５ｇ）で約１００万ドル（1ドル１００円換算で1億円）するという。当然、このような血清には保険も効かないため、高額となってしまうのだ。通常、それらの酵素は、使われると体外に出ていく。だが、チャチョーワ博士はそれらを貴金属と結合させたことで、生涯体内に留まるようにした。それが再発防止に寄与しているというのだ。

一方、２０１３年12月までに判明したことだが、チャチョーワ博士はヒトには無害なヤギ関節炎脳炎ウイルス（ＣＡＥＶ）を含むヤギの乳が極めて安価なＨＩＶワクチンになることも発見している。この背景には、メキシコのグアダラハラ近郊において、無防備な性生活を送る人々がＨＩＶと無縁であることにチャチョーワ博士は気づいて、彼らがそんなヤギの乳を常飲していたことを突き止めたことがあった。ボトル1本分を飲めば、生涯HIVに感染することはないという。

なお、チャチョーワ博士のワクチン・血清等は年々進化を遂げており、ワクチン注射を数日間から数週間続ける治療法（数十万円から数百万円程度要した）が現在も行われているのかどうか、筆者には分からない。

すでに述べたように、現状、チャチョーワ博士の血清・ワクチンを使用したい方は、まず医師を説得し、医師に取り寄せてもらう必要がある。様々な嫌がらせを受けてきたチャチョーワ博士は、現在、多くのボランティアや元患者らによって助けられ、守られている。そのため、彼と直接連絡を取ることは難しい。おそらく、チャチョーワ博士は、身の危険を感じながら、自身の治療法が許されるメキシコを拠点に活動しているものと思われる。

効き過ぎる治療法を闇に葬るアカデミズムと医療業界

チャチョーワ博士が体験した災難は、過去に例のないユニークな研究を支持しないアカデミズムの世界と、効果のあり過ぎる治療法を歓迎できない巨大な医療業界からやってきたようだ。その証拠に、チャチョーワ博士の研究を支持してきた世界各地の医療機関が、突然口を揃《そろ》えたように態度を一変させ、彼を非難した。当事者同士だけでなく、直接チャチョーワ博士と関係のない医療機関やニュース・メディアも一斉に彼を非難した。また、メキシコの移民局の役人は、何者かに金銭提供を受け、チャチョーワ博士を拘留し、脅迫すら行った（のちにその役人は投獄されている）。同国でチャチョーワ博士によるワクチンと偽ってただの水道水を高額販売していたクリニックも、博士の信用を失墜させるために仕組まれていた可能性も浮上した。

どうやら世界中に監視ネットワークが存在し、効果のあり過ぎる治療法・治療薬の発見が行われると、そのような研究者の信用を貶める工作が瞬時に講じられ、専門の研究機関はそれに関わらないよう通達を受ける現状があるようだ。

そもそも、医学的大発見のニュースは、必ず大きな医療機関からやってくる。所属の大学や研究機関の名前が付されることなく発表されることは滅多にない。ガン、エイズ他、様々な感染症と向き合っていくには、ウイルス、真菌、細菌等を観察し、分子や遺伝子レベルで研究を行えるだけの施設や設備が必要なばかりか、治療薬を開発し、認可・承認を得るまでには、安全性の検証も含め、莫大な費用と長い年月を要する。これらは、個人ではほぼ不可能と言っていい。

では、大学や医療機関は研究資金をどこから得るのか？　もちろん、その多くは企業からの助成金である。製薬会社が治療薬を販売すれば、その売上は、研究の場を与えた大学と開発者（発見者）、そして、製薬会社自身に配分される。資金という先立つものを提供（投資）し、製造・販売を行うことで開発者のアイディアを実体化させる以上、製薬会社が相応の利益を享受するのは当然である。

おそらく、企業に勤めている読者も、顧客のニーズに応え、企業の利益に貢献するような商品やサービスを企画・開発することを念頭に、日々働いているものと思われる。企業において、どのような企画が通るのだろうか？　顧客が喜ぶ商品やサービスであることは必要だが、それが企業にとって不利益になれば、その企画が通ることはまずないと言える。例えば、顧客に受けても利益が出ない企画は通らない。常に、顧客と企業の両者にとって利益を生むものが実体化し得る商品やサービスとなる。

これは、医薬品に関しても同様である。企業は自分たちにとってメリットのある研究に対して投資・支援を行う。研究者たちは、自覚の有無はどうあれ、いつの間にか、自ずと助成金が下りそうなテーマを研究対象に選ぶようになってしまう。

自らの努力で資金を得て、研究を続けてきた個人の発見が大きく報道されることはない。なぜなら、施設・設備が絶対条件であるこの分野においては、誰もが知るような大学や医療機関以外から大きな発見がなされることはないのだ。

また、マスコミは常に権威ある学術雑誌からニュース情報を仕入れるが、その学術雑誌自体が世界に知らしめる必要性のある研究をスクリーニングし、評価を下しているのが現実である。

原告サム・チャチョーワ博士が被告 CSMC に勝訴
1000万ドルの支払いを命じた判決書
しかし大手メディアは、ほぼ黙殺……

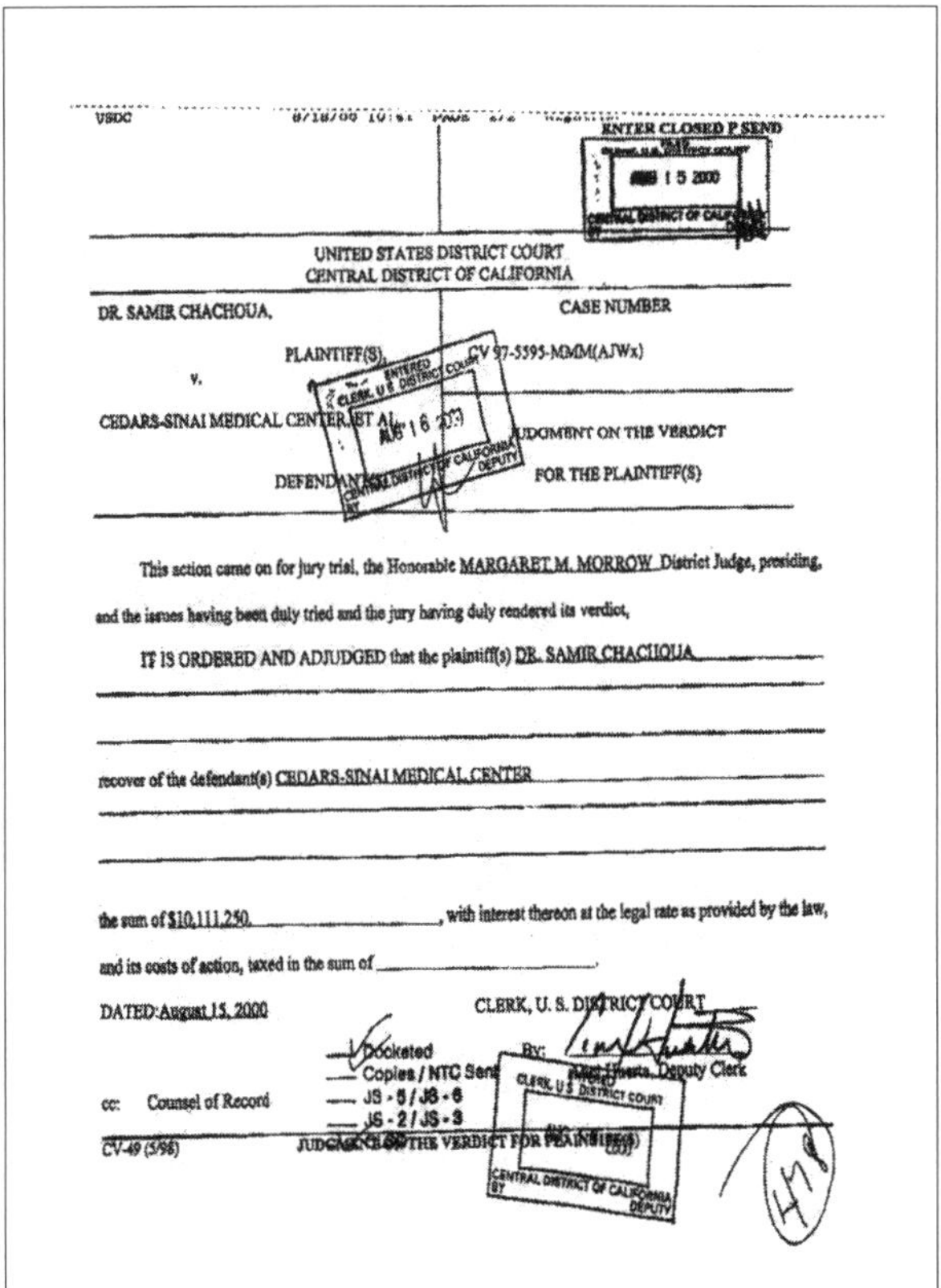

ENTER CLOSED P SEND

UNITED STATES DISTRICT COURT
CENTRAL DISTRICT OF CALIFORNIA

DR. SAMIR CHACHOUA, PLAINTIFF(S), v. CEDARS-SINAI MEDICAL CENTER, ET AL. DEFENDANT(S)

CASE NUMBER CV 97-5595-MMM(AJWx)

JUDGMENT ON THE VERDICT FOR THE PLAINTIFF(S)

This action came on for jury trial, the Honorable MARGARET M. MORROW District Judge, presiding, and the issues having been duly tried and the jury having duly rendered its verdict,

IT IS ORDERED AND ADJUDGED that the plaintiff(s) DR. SAMIR CHACHOUA

recover of the defendant(s) CEDARS-SINAI MEDICAL CENTER

the sum of $10,111,250. ______, with interest thereon at the legal rate as provided by the law, and its costs of action, taxed in the sum of ______.

DATED: August 15, 2000

CLERK, U. S. DISTRICT COURT

By: ______, Deputy Clerk

Docketed
Copies / NTC Sent
JS - 5 / JS - 6
JS - 2 / JS - 3

cc: Counsel of Record

CV-49 (5/98) JUDGMENT ON THE VERDICT FOR PLAINTIFF(S)

主流を外れた世界からニュースは生まれない。マスコミがニュースとして取り上げる以前に、主要な医療研究機関で研究に予算が下りる段階と、権威ある学術雑誌が研究成果に評価を下す段階と合わせ、いわば二重の監視機構が存在するのだ。そんな研究機関に属さず、スクリーニングも経ずして、世界に研究成果を公表することは至難の業なのだ。

だが、それでもチャチョーワ博士のような天才による発見と騒動は大手テレビ局もニュースにせざるを得なかった。それは、原告サム・チャチョーワ博士が被告CSMC（シーダーズ・サイナイ・メディカル・センター）に対する訴訟に勝利し、一審で被告は原告に1000万ドルの支払いを命じる判決を司法が下したからである。

当時、筆者はアメリカ在住で、実際にそのニュースがNBCテレビで報じられたのを目にしている。ガンやエイズを治療可能な画期的なワクチンが開発されたにもかかわらず、それはCSMCによって没収され、チャチョーワ博士は不当な扱いを受けたことを報じたものだった。

とはいえ、ニュース内容が極めて重要な意味を持っていたにもかかわらず、なぜか他局で報じられることもなく、このニュースは萎《しぼ》んでいった。チャチョーワ博士を精神的・経済的にも支えるボランティアや、命を救われた元患者たちからすれば、この処遇は憂うべきことではあるが、明らかなことでもあった。チャチョーワ博士は、業界にとっては目障りな存在だったのである。

第三章

ガンは人体の正常な免疫反応／現代人が自ら招いた〝文明病〟だ！

ベストアプローチ①

ガンは感染症を防ぎ寿命を延ばす!?
人間が微生物の勢力図を変えてしまった

近代細菌学の祖パスツールが葬ったベシャンの細菌理論

これまで述べてきたように、シモンチーニ博士やチャチョーワ博士他、ガンをはじめとした難病に対して画期的な治療法を考案してきた医師たちは、患者を救いたいという自分たちの意図に反して、医療業界や国家当局から不当な扱いを受けてきた。

だが、そうであっても、シモンチーニ博士もチャチョーワ博士もまだ幸運だったと言えるのかもしれない。これまで、同様の発見を行ってきたにもかかわらず、抑え込まれてきた人々が他に何人も存在した可能性は十分考えられる。幸運にも2人の研究成果は、筆者のような一介のフリージャーナリスト・サイエンスライターが知り得るほど、雑誌やインターネットといったメディアを通じて広まっているからだ。

おそらく多くの人々は、ガンの原因がカンジダ菌であろうと、何であろうと、とにかく治りさえすれば良いと考えると思われる。確かにその通りであり、聞いただけで批判に回る医療関係者に対しては、結果重視を呼びかけたいところである。

だが、正統医学の専門家は、結果を受け入れる前に、まず理論を重要視する。これは避けて通れないのが現実だろう。ただ、聞く耳を持たない多くの専門家は、結果だけでなく、その結果へと至る理論すら検証することなく、あり得ないことはあり得ないとして、シモンチーニ博士やチャチョーワ博士の批判に回る。これは極めて残念なことである。

筆者は、本書を書き上げるために、様々な情報に触れてきた。そこで、読者に最も伝えたいことは、実のところ、ガンやエイズの治療法はすでに確立されていたという点ではない。なぜなら、シモンチーニ博士やチャチョーワ博士の治療法が普及したとしても、この世の中から、病気が根絶するとは言えず、相変わらず、病気治療は医師という他人任せの状況から抜け出せないと思われるからである。我々が自らのライフスタイルや病気に対する思考回路を修正しない限り、おそらく、また新たな病気が生まれ、いたちごっこを繰り返すことだろう。もちろん、3人に1人がガンで死ぬ時代において、ガンが克服されるのは革命的なことである。本書をきっかけに、医療の専門家の中から、シモンチーニ博士やチャチョーワ博士の治療法、さらに先述の各種抗菌療法の有効性を学び、参考にして、多くの患者を救っていきたいと考える人々が現れてくることを切に願う。

さて、筆者が最も伝えたいことは、ガンのような難病が発生する背景である。それは、過去に何人もの医師らが気づいてきたことである。ガンの原因がカンジダ菌であったとしても、カンジダ菌の存在自体はガンの原因ではないことにシモンチーニ博士は気づいている。なぜなら、カンジダ菌自体は、我々の体内に常に存在し、健全な免疫力を有していれば、ガンに発展することはないからである。

これは、実のところ、19世紀のフランスの医師・化学者・薬学者アントワーヌ・ベシャン（1816－1908）の考察にまで遡《さかのぼ》ることができる。ベシャンは、微生物（細菌）は宿主内の環境が悪化した際、健康を崩した細胞から生じるのであり、微生物が健康な宿主に侵入して病気を生み出すことはないと考えていた。そのため、微生物は不健康な細胞を撃退していく自然の清掃夫の役割を果たしていると捉えていた。

だが、近代細菌学の開祖として名声を博していたルイ・パスツール（1822－1895）は、当時、病気は外界からやってくる微生物によって発生し、健康な人であっても危険な微生物の攻撃からは免れないと考えていた。また、パスツールは、弱毒化した微生物を接種することで免疫を得られることにも気づき、ワクチン等で病気から身を守る必要性も説いた。当時、パスツールが否定したことから、ベシャンが仮定した病気発症のメカニズムは、その後の医学

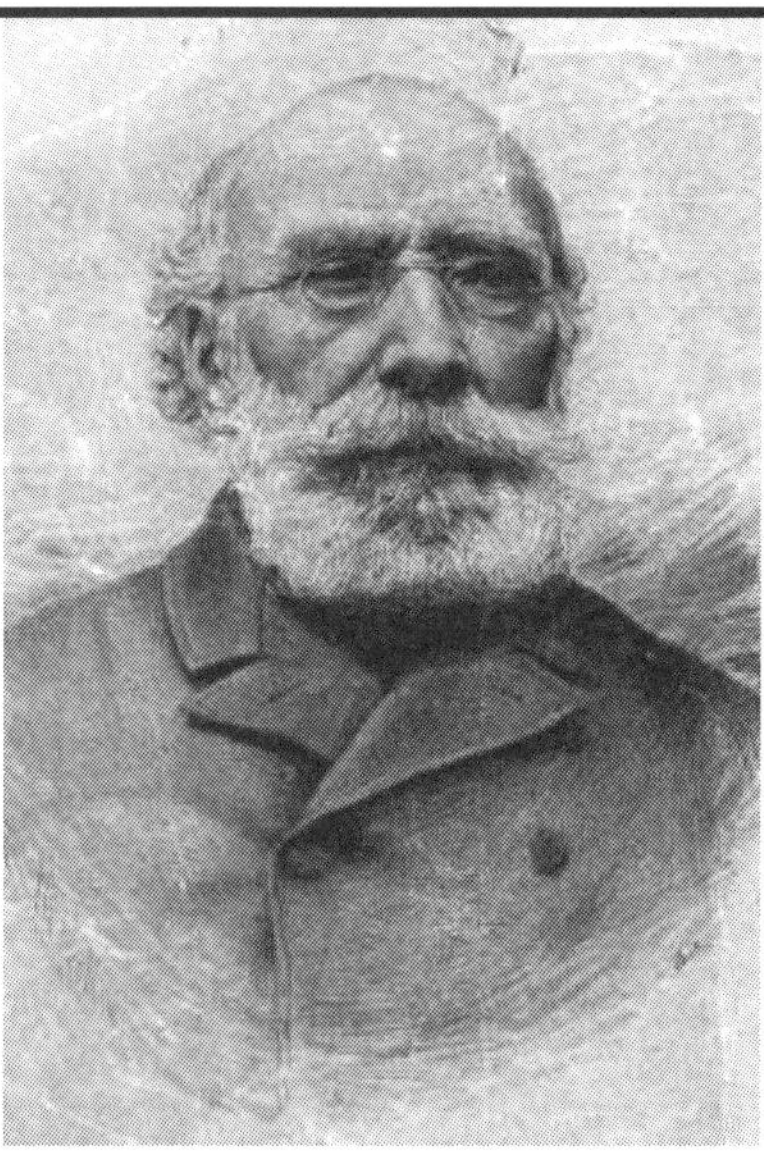

アントワーヌ・ベシャン。微生物が体内に侵入しても、宿主（人間）が健康であるかぎり病気にならないとした。

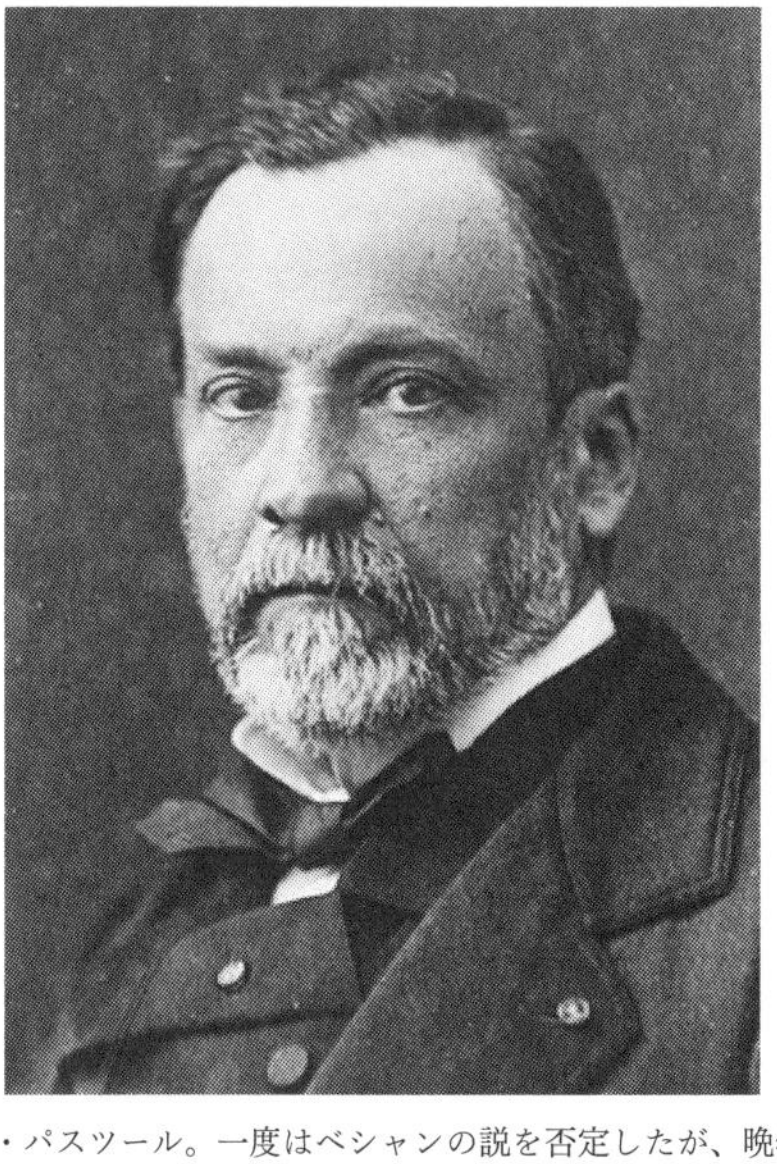

近代細菌学の祖、ルイ・パスツール。一度はベシャンの説を否定したが、晩年のその誤りに気づいていた。

史の片隅へと追いやられることになった。そして、医学界は免疫力の維持・向上を推進するのではなく、外界からの悪者退治を徹底する方向に定着していったと言えるだろう。

パスツールは、死の間際に、「私の細菌理論は間違っていた、細菌を取り巻く環境が病気を左右するのだ」と言って、ベシャンは正しかったと自身の間違いを認めたというが、その時はすでに、パスツールの考え方が医学界に浸透し、医療業界も危険なウイルス、細菌、真菌等の撲滅を目指すべく、躍起になっていたと思われる。

感染症は減少したが、ガン死亡率は増加！——人体の巧妙な免疫システムを再考せよ

そのようにして、我々は様々な抗生物質やワクチンを開発し、今日までに数多くの感染症を克服し、それらによる死亡率を大幅に減少させてきた。だが、それとは対照的に、ガンによる死亡率は上昇した。

チャチョーワ博士は、ベシャンの見解と同様に、いや、さらにもう一歩踏み込んで、ガンは病気ではないと考察した。ガンとは、病気の兆候に対する、あらかじめプログラムされた細胞の反応であり、それは人体を構成する細胞のすべてに言える。つまり、ガン細胞は（弱体化した免疫システムの刺激剤として）ただ自然の意図に仕えているだけなのだというのである。

例えば、マラリアは、熱帯から亜熱帯に広く分布するマラリア原虫（Plasmodium spp.）によって感染する病気で、ハマダラカ（Anopheles spp.）によって媒介される。蚊に刺されると、マラリア原虫が体内に侵入して、血液の流れに乗って肝臓まで到達し、赤血球に感染して増殖する。高熱、頭痛、吐き気などの症状を起こし、悪性の場合は脳マラリアによる意識障害や腎不全などを起こして死に至る。蚊を媒介して感染したヒトから別のヒトへと感染を広げていくため、熱帯では恐ろしい病気の1つである。

だが、かつて、マラリアの存在する地域で暮らす人々にはガン患者はいないと言われた。そして、湿地をなくし、蚊を殺し、マラリアをなくすと、今度はガンの発症率は上がった。先述のヘンリー・ハイムリック博士は、そんな傾向を参考にしたかのように、ガン患者にマラリアを与えて治癒または改善させてきた。

また、チャチョーワ博士によると、数百年前の記録として、フランスのディド博士は、梅毒をもった売春婦はガンになりにくいことに気づき、梅毒はガン発症を妨げることを記録している。ディド博士は20人のガン患者に対し梅毒で治療を行ったところ、14人が完治し、3人は大いに回復し、残り3人は梅毒で死亡したという。基本、梅毒が進行すると、ガンを食い尽くし、消失させるという。

さらに、すでに触れたように、丹毒に感染した人もほとんどガンにかからない。結核やハンセン病患者もほとんどガンに冒されることがない。

一方で、このような傾向の逆も存在する。チャチョーワ博士は、ラット（ネズミ）にガンと破傷風を同時に与えたところ、ガンが破傷風を治してしまうことを確認しているのだ。

そんな「健康的な」ガンの中では、体が適切な免疫応答を示すまでの短時間に侵入してきた病原菌をその細胞内に取り込んで病気が生じる。その後、ガン細胞はいわば自殺を図り、その遺体を老廃物として残す。

過去200年間を振り返ると、ガンが自然に消失したケースは、それと同様で、急性感染に対する免疫応答であったことにチャチョーワ博士は気づいている。その理由は、急性感染がガン細胞において適切かつ良好な免疫応答を刺激して、ガン細胞が自分たちの仕事をなした後は、あらかじめプログラムされた自殺を図り、消失するためである。

対照的に、慢性的な長期の感染は実際にガンを起こし得る。そして、ガン細胞が免疫応答から漏れて留まってしまうのは、免疫システムが、ガン細胞が危険であると認識することに失敗するからである。であれば、免疫システムがガンの危険性を見落とさないようにすればよい。それで開発した技術が、先に触れたように、ガン細胞に麻疹《はしか》、おたふくかぜ、インフルエンザのようなありふれた感染をくっつけて、3週間程度ガン細胞の表面に抗原が現れるようにするIRTであった。その限られた期間に、免疫システムはくっついたガンに侵入して攻撃する機会を得る。もし、ここでガン細胞がそのありふれた感染を打ち負かしてしまうと、免疫システムは再びガンを認識しなくなるため、治療にはタイミングが重要となる。

ガンが自然に消失した背景に急性感染が存在したことは、もちろん、コーリー博士がガン患者に意図的に丹毒を与えた場合、発熱と本格的な感染を起こした際に最も効果を示したという傾向をなぞるものである。実のところ、これは、先に紹介した抗菌療法にも通じる面がある。MMSにおいて、筆者はお勧めできないとしながらも、多めの量を一気に摂取した方が効果が現れやすいことに触れた。この方が、ヤーリッシュ・ヘルクスハイマー反応、つまり、はっきりとした炎症＝免疫応答が生じやすいのだ。これは、ホウ砂療法でもセシウム療法でも言えることである。また、強力な生ワクチンの方がリスクが高い反面、効果は高まるという傾向もなぞるものなのだ。

さらに言えば、抗生物質などの薬剤の服用に際しても、医師は必ず有効治療濃度を考えて必要な服用量を与える点にも関係する。薬剤は弱過ぎては効かず、強過ぎては副作用という弊害が大きくなる。つまり、傾いてしまった天秤の手の一方を持ち上げて均衡を取り戻すには、ある一線を超えた重量をもう一方に与えていかないことには動き出さないようなものなのだ。食事やサプリメントを通じた自己療法において、多くの人が体に良いと言われるものを気をつけて摂取するが、残念ながら、大きく傾いてしまったバランスを修正するには、パワーが不足しているケースが多いのである。これは、あらゆる病気克服のために極めて重要なヒントを与えてくれる。

ウイルスが細菌や真菌に変化する⁉　正統医学が否定する観察的事実

一部の感染症がガンを抑え、ガンもまた一部の感染症を抑えることは重要な意味を持つ。その意味するところを究明する前に、チャチョーワ博士が引用したこんな事例も参考になるだろう。

今から40年近く前、ある白血病患者に対して、抗ガン剤及び放射線による前処置を行い、その後、骨髄を一掃してドナーから骨髄を移植した。これにより、患者は白血病から救われるかと思われたが、手術の甲斐なく、変わらず白血病の再発が見られた。担当した医師は、前処置が不十分で、患者から骨髄をすべて取り除けず、残されたガン細胞が増殖したのだと考えた。そうであれば、再発したガン細胞は治療前の患者のガン細胞と一致するはずである。ところが、DNA検査をしてみたところ、再発したガン細胞は、患者のものではなく、ドナーのものだったことが明らかとなった。つまり、ドナーの骨髄が白血病細胞に変わってしまったのである。

この出来事は医学誌において発表されたものであるが、このことから、ガンという病気はガンという細胞からきているのではないとチャチョーワ博士は悟った。患者の体内にガン細胞を再生・増加させる何かがある。それに本気で取り組まなければ、病気を取り除くことはできない。

そこで、チャチョーワ博士はたくさんの小さな試薬瓶を用意して、これらの手強い生体を作っては、観察を行ったが、繰り返し何かが発生し、それに悩まされた。

例えば、チャチョーワ博士はガンを大腸菌と一緒に培養してみたところ、そのガンが死んだ際には他の微生物が現れていた。それらの微生物はいつもブドウ球菌や連鎖球菌のような外見であった。使用される培地と培養期間に応じて、抗酸菌も時々現れた。

これは、チャチョーワ博士の興味を惹《ひ》いた。いくつかの要素は細長い棒状の構造に発展し、実際に球菌形態が桿状形態に変化するのを見ることができた。いわゆるプレオモルフィズム（多形現象）が進行したのだ。

その話を聞いた同僚は、間違いなくコンタミネーション（雑菌や異物の混入による汚染）の結果だと言った。実は、百数十年前よりこのような観察が報告されてきたが、すべてコンタミネーションの結果であるとして切り捨てられ、現在の医学界においても、同様にみなされているのが現実と言えるだろう。

だが、チャチョーワ博士は、細菌や真菌のような微生物がガンの原因だとする無数の文献を知っていた。にもかかわらず、科学技術が発達するにつれて、多くの研究者らはその明白な事実を手放さねばならなくなった。そして、真実の発見がさらに困難になったのだと医学の現状を捉えている。

このコンタミネーションとも疑われた不思議なプレオモルフィズムは、実のところ、先述のアントワーヌ・ベシャンがマイクロザイマスと呼んだ現象、すなわち、微生物が様々な形に姿を変えるという概念を示唆する現象だ。

ベシャン以降、チャチョーワ博士が気づくまでに、多くの研究者が、ガン患者の血液や腫瘍の中には必ず多形性（多態性）微生物が増殖していたと報告してきた。１８９０年には、スコットランドの病理学者ウィリアム・ラッセルもまたこのような多形性微生物の一形態を発見し、それは今でも腫瘍におけるラッセル小体として知られている。１９２５年には、ドイツの微生物学者ギュンター・エンダーレイン（Guenther Enderlein）教授（１８７２－１９６８）が、通常はごく小さなコロイド状タンパク質ユニットとして存在する微生物が段階的に変化することを描写している。ガンを筆頭に、様々な変性疾患・成人病において、これらの蛋白質ユニットが球菌に成長したかと思えば、高等なバクテリア形態になり、そしてついには真菌へと変化したのを記録していたのだ。

また、正統医学から外れ、独自の研究においてこの多形性微生物を発見した人物として、ロイヤル・レイモンド・ライフ（Royal Raymond Rife, 1888－1971）、ウィルヘルム・ライヒ（Wilhelm Reich, 1897－1957）、ヴァージニア・リビングストン・ウィーラー（Virginia Livingston-Wheeler, 1906－1990）、アラン・キャントウェル（Alan Cantwell, 1934－）、ガストン・ネサン（Gaston Naessens, 1924－）らがいる。

正統医学の考えでは、微生物は常に同じ形態を維持し、ウイルスがバクテリアや真菌に変化することはありえないとしている。これは、通常、微生物学者らは死んだ細胞内で死んで変色した微生物を観察するか、ごくわずかな期間に生きた微生物を観察するだけに留まってきたことに起因するように思われる。実験室で条件をまったく変えずに微生物を培養した場合、その微生物の形状は変わらないが、成長を媒介するpHなどを変えた場合、細菌は別のもの、別の微生物に変化しうるというのだ。つまり、生きた細胞内の生きた微生物を高倍率の顕微鏡で長時間観察されてきたことがなかったために、一部の研究者らを除いて、見落とされてきたと考えられる。

ガストン・ネサン発見のＤＮＡ前駆物質、不死身のソマチッドとは？

ガン患者の血液の中で多形現象を示す微生物は、20代半ばにして倍率3万倍で分解能150

Å《オングストローム》という驚異的な光学顕微鏡の製作に成功したガストン・ネサン氏が詳細に観察を行っている。それによって生きたままの生体をありありと観察できるようになり、その微生物が16段階にも姿を変態させることを確認している。そして、ネサン氏は、自身が1950年代に発見したその不思議な微生物をソマチッドと名づけた。

筆者は拙著『超不都合な科学的真実』及び『超不都合な科学的真実［長寿の秘密／失われた古代文明］編』（ともに徳間書店、5次元文庫）において取り上げたため、本書においては詳述を控えるが、ソマチッドは、驚くべきことに不死身である。環境に応じて正常な状態からウイルス、細菌、真菌似の姿に変化するが、どのように苛酷な環境に曝《さら》されても、たとえ宿主が死んでも、死滅することはない。動物の血液中や植物の樹液中に多く見られるが、豊かな自然環境に恵まれた湖沼、土壌、或いは空気中でも発見される。

ソマチッドはごくありふれた存在ではあるが、興味深いことに、正常なソマチッドがウイルス、細菌、真菌似の状態に変化すると、病気発症が予測できる。だが、ソマチッドは発病あるいは感染の直前に外界から体内に取り込まれたものではない。すでに体内に存在していたか、かなり前にその材料となり得るものを食事や呼吸等で体内に取り込んでいて、自ら生み出したものと考えられる。つまり、ストレスや生活習慣など、何らかの要因でヒトの免疫力が弱まると、ソマチッドはウイルス、細菌、真菌似の形態に変化して、宿主である肉体の破壊に関与していくのである。

では、体内のソマチッドと外界のウイルス、細菌、真菌との違いは何なのだろうか？

共同研究者でもあるネサン夫人は、クリストファー・バード著『完全なる治癒』（徳間書店）において次のように話している。

「ウイルスが生存し続けるには、それを支える環境が必要です。例えば、人工的な試験管培養とか卵のような自然の環境などですね。ウイルスが成長するためには、生体内か試験管内でこの種を支える、つまり、〈援助の手〉が必要なのです。ところがソマチッドは、生体内でも試験管内でも独自に生きることができる。これは、ウイルスはＤＮＡを持つのに対し、ソマチッドは前にも述べたように、ＤＮＡの前駆物質、つまりＤＮＡの前身であるという事実と関係があります」

さらに、次のようにもいう。

「私たちはソマチッドは〈エネルギーの具現〉であるという結論に達しました。ソマチッドは生命が〈最初に分化した〉具体的な形態であり、動植物の生きた生体に伝達できる遺伝的特質を持っています。この結論に達したのは、ソマチッドの最初の正常な3形態がないと細胞分裂が起きないということを発見したからです。ではなぜソマチッドがないと細胞分裂が起きないのかというと、細胞分裂を起こす特別な成長ホルモンを産生するのは実はソマチッドの最初の

3形態だからです。そのホルモンはノーベル賞受賞者のフランス人、アレクシス・カレルが何年も前に発見してトレフォンと名付けた物質に、ほぼ等しいと言えると思います」

これを裏付けることとして、ネサン夫人は次のような実験を行っていた。

焼肉用の新鮮な肉片に、試験管内で培養したソマチッドを注入する。それを真空状態の密閉容器に入れ、窓辺において、日中は自然の太陽光に曝す。すると、その肉片は腐ることもなく、健康色を保ち、まるで生きた有機体のように次第に大きくなっていったのだ。

このように、ソマチッドはDNAの前駆物質であり、これまで生命活動の基本単位と考えられてきたDNAを理解する上で、欠落していたミッシング・リンクを提供できるとみなされてきた。また、この世界での出来事が、意識の世界で生み出されたものが現実世界に投影されて具現化した結果であると考えれば、ソマチッドは病気や健康を具現化させる源泉と言える可能性があり、今後の研究も期待される。だが、現状、ソマチッドは神秘的な存在でありながらも、それ自体に何が可能で、どのように利用できるのかといった具体的なことはまだ分かっていない。

とはいえ、ベシャンがウイルス、細菌、真菌を同一の生命体とみなした理論を補完するかのように、ネサン氏はその変態が体内環境を推し量るうえで重要な指標となることを示した。つまり、例えば、弱アルカリ性の健康的な血液が酸性に傾く際に、ソマチッドの変態が起きやす

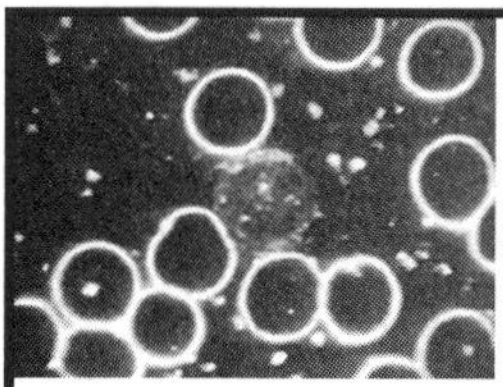

赤血球と白血球の周囲にさまざまな段階のソマチットがみられる

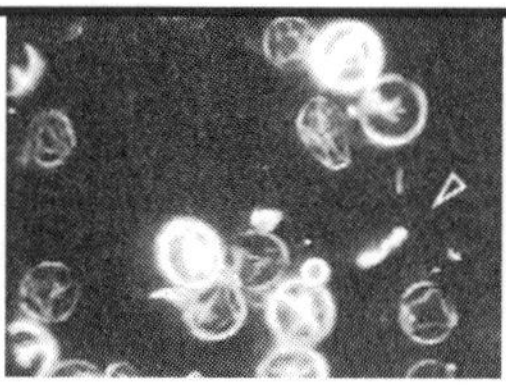

ソマチット・サイクルの棒状形態（矢印）が見える

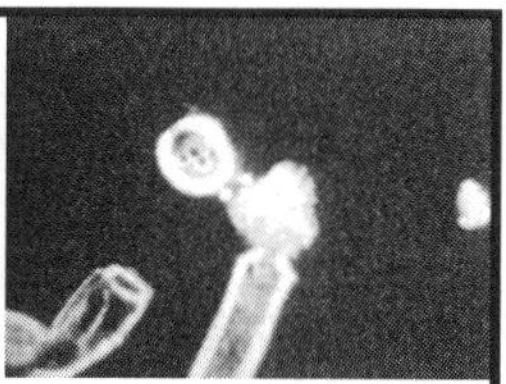

ソマチット・サイクルの終わり。破裂して新しいソマチットを放出している

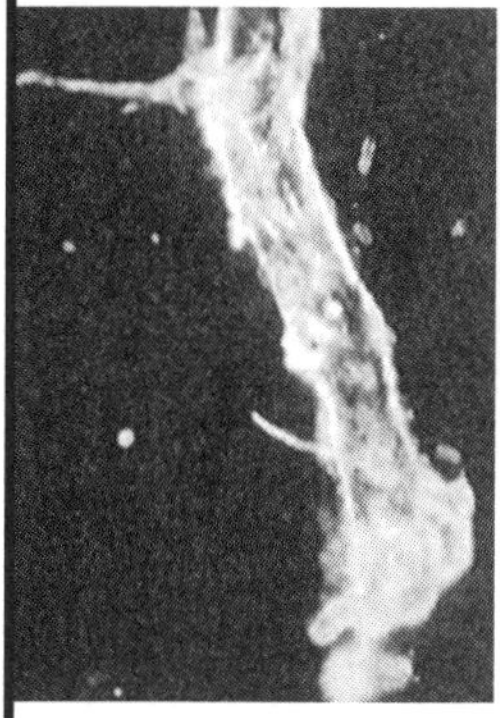

菌糸体形態の廃棄物。これが血中に増えると退行性疾患の前兆となる

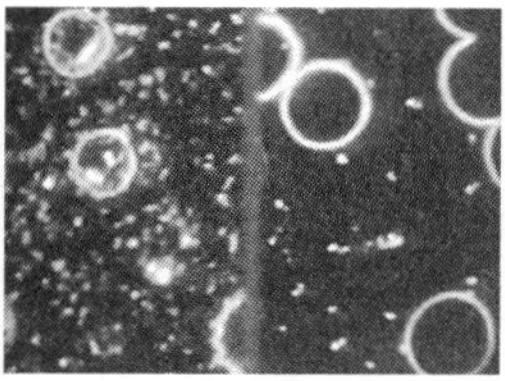

左側：非常に健康。ソマチットが大量にみられる。右側：通常の健康状態

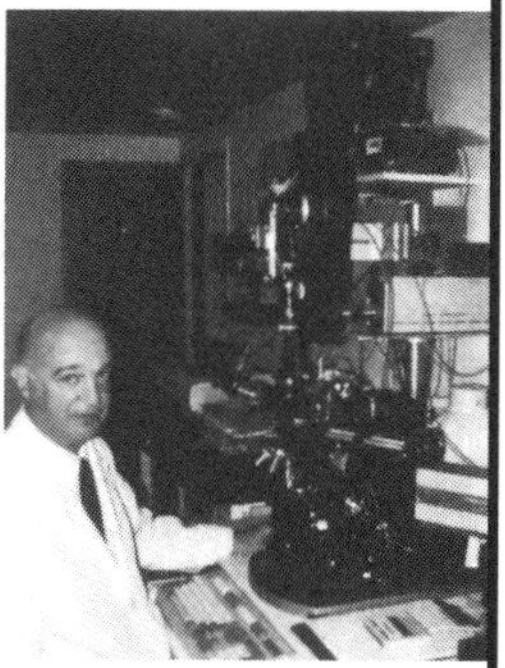

ガストン・ネサン氏とソマトスコープ

ソマチット・サイクル

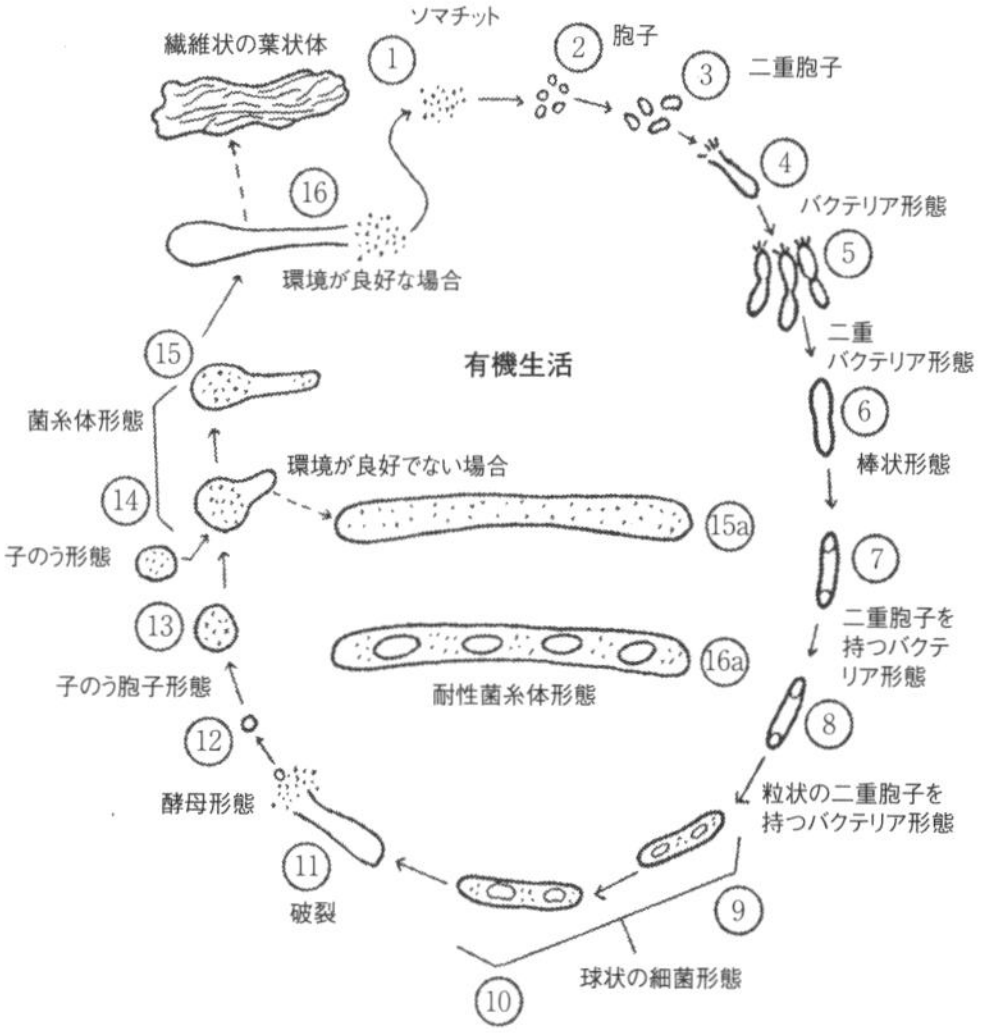

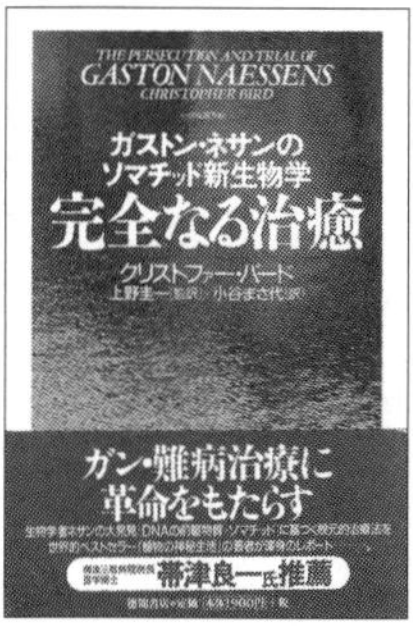

クリストファー・バード著『完全なる治癒』（徳間書店）

ガストン・ネサン氏の観察によると、血液の状態が悪化すると、ソマチッドはバクテリアや真菌のような形態に変化し、病気の予兆を示すようになる。

くなることから、ウイルス、細菌、真菌似の多形態が発生しないように、我々は血液の状態を良好に維持する重要性を認識させてくれた。そこで筆者は、拙著『超不都合な科学的真実［長寿の秘密／失われた古代文明］編』において、特に水に注目して健康・長寿の謎を追い求めたパトリック・フラナガン博士の研究成果を取り上げ、健康・長寿に導く血液環境を作り出すことをテーマとした報告を行った。実のところ、ベシャンが提起したこのような概念は、すべてが正しいかどうかは別として、環境の変化が病気を生み出すという点で、今日最も見直されるべき重要なテーマの一つと言える。

サム・チャチョーワ博士の因果応報理論——体内微生物の拮抗関係を考えよう

ガン患者の血液から見出される微小生物、または、悪化した環境におけるソマチッドが変化した形態は、海外の代替医療の世界では、ガンの病原菌とみなされ、ガン菌（cancer microbe）と呼ばれることもある。だが、ネサン氏が示したように、ソマチッドには健康的で安定した形態もあるため、正反対の存在とみなすこともできる。

さて、微生物が示すプレオモルフィズムを念頭に、一部の感染症がガンを抑え、ガンもまた一部の感染症を抑えることは改めて重要な意味を持つことに気づいたチャチョーワ博士は、ある結論に到達した。それは、チャチョーワ博士曰く、「因果応報理論」であり、ガンやエイズをはじめ、多くの病気を理解するのに欠かせないものであるという。

その因果応報理論によると、どんな病気に対しても、それを攻撃・破壊する抗病性のウイルス、細菌、真菌等の微生物が必ず存在する（正確には、ウイルスは生物ではないが）。チャチョーワ博士はそんな微生物の中から敵対的な微生物（天敵）を選び出し、エキスを取り出して利用する。本来、ウィルス、細菌、真菌等の微生物はあるバランスの中で拮抗関係を維持しているが、病気はそれが崩れた時に発症する。そのバランスは、常に生態系によって自然に守られてきたと考えられる。

我々は、抗生物質、抗ウイルス薬、抗真菌薬などを開発したことで、様々な感染症を克服したものの、ガンという病気はまだ克服できずに残っている課題の1つなのだと安易に捉えてはいけない。

チャチョーワ博士の理論を適用すると、こんなことが言えるのかもしれない。

大自然にはヒトに対して危険な病原菌がいくつも存在し、我々はそれらを発見しては、次々と撃退していった。そのような努力は、我々の平均寿命を延ばし、大きな利益をもたらしたことは確かである。我々はそれを素直に評価すべきである。だが、我々は、絶妙なバランスが保たれた生態系に対して、常に部分的に手を加え、アンバランスをもたらしてきた。

森林伐採や砂漠化などの自然環境の破壊は、目に見えることもあり、多くの人々はその状況に対して心を痛めている。我々は自然環境のいくらかを破壊し犠牲にすることで、何らかの利便性を得てきたことを自覚している。一方、自然環境の破壊は目に見えない部分でも進行している。土壌汚染は土壌中の微生物に深刻な影響をもたらし、水質汚染も川や海の中の微生物に多大な影響をもたらしている。そして、さらに重要で見落としがちなのは、人間を含めた動物という個体を一つの世界＝生態系とみなした場合の環境である。周囲のより大きな生態系との関係や共通点を認識することを決して忘れてはならない。

例えば、ヒトの体内には、いわゆる善玉菌も悪玉菌も存在するが、それらの微生物を含めた小宇宙の生態系のバランスも考慮に入れることが重要となってくる。

我々は感染症に対しては、抗生物質やワクチン等で対処してきた。幸か不幸か、開発してきた薬剤は、細菌、ウイルス、真菌の中の特定の病原菌のみを死滅させるのではなく、ある一群の微生物をまとめて死滅させるか、一時的に弱体化させる。我々が空気、水、食品を通じて摂取する有害な化学物質が与える影響も同様である。そして、小宇宙の生態系に存在してきた微生物による拮抗関係のバランスが崩れてしまった。我々は多くの感染症の原因菌を攻撃・破壊してきた結果として、ガンを生み出す病原菌が優位になって、ガンが多発する現状を見ているだけなのかもしれない。

ガンで寿命が延びる⁉　ガン細胞は正常な免疫反応！

第一章で抗生物質がカンジダ菌変容の原因であるという生化学者ウォルター・ラスト氏の主張を引用し、問題提起した意味はここにある。不正確でやや乱暴な描写ではあるが、あえて分かりやすく単純化して説明すると、我々は抗生物質の摂取により細菌群の勢力を削《そ》いでしまった。その結果、相対的に真菌群が優勢になり（マイコプラズマのような細菌も蔓延《はびこ》らせる）、たとえば、カンジダ菌という真菌が過剰に蔓延ることで、日和見的にガン発生を許してしまったと推測される。

もちろん、抗生物質を摂取しているのは我々人間だけではない。病気予防のために多くの家畜にも抗生物質が与えられ、その影響を受けた肉を我々は食べている。また、抗生物質が与えられた家畜の糞にはやはり抗生物質が残留するが、それはいずれ肥料に変わり、田畑にばら撒《ま》かれる。土壌微生物も抗生物質を浴《あ》びて、抗生物質に耐性を持たない微生物は減り、耐性を有する微生物は蔓延り、バランスが崩れる。

食肉だけでなく、そのような環境で育てられた農作物を食べ続けることでも我々は間接的に抗生物質を摂取している。さらに、田畑に雨が降ると、肥料に残留した抗生物質は河川に流れ込み、海へとたどり着く。我々は河川や地下帯水層から得る水を飲むことでも、水産物を食することでも抗生物質を摂取しているのだ。

つまり、毎回の食事では無視できる微量でありながら、加齢とともに、薬の累積処方量の増加と合わせ、代表的な抗生物質には弱い細菌がもたらすような病気には強い体質になっているが、耐性のある細菌、真菌、ウイルスに対しては極めて脆弱な体質となってしまっている。だからこそ、抗生物質の普及が不十分な発展途上国では、ガンは稀な文明病で、マラリアのような感染症の方がもっと恐ろしい現実を生み出してしまうと想像される。

これは抗生物質に限ったことではない。我々は農作物を害虫や病気から守るために様々な種類の農薬を散布し、雑草を抑え込むために除草剤を撒き、その影響で田んぼでは当たり前に見られたトノサマガエルやタガメ、ゲンゴロウのような生物だけでなく、農作物で受粉をつかさどる重要な役割を果たすミツバチのような生物の生存にも危機をもたらしてきた。それらの化学物質は、自然の生態系、特に土壌中の微生物にまで影響を及ぼし、やはり、微生物相のアンバランス化を進めている。さらに、のちに詳述するが、食品用の酸化防止剤などの食品添加物も、同様に人体内の生態系、つまり、微生物相のバランスを崩し、ガンを蔓延《まんえん》させる環境へと導いている。

実のところ、体内においても、体外においても、生態系の維持に常に関与してきた微生物

（病原菌）自体には善も悪も存在しない可能性があるのだ。我々は近代的な生活を送ることで、その生態系の勢力図を変えてしまったのである。ガンを引き起こす微生物と拮抗するような勢力を我々は撃退してきてしまっただけなのだ（あるいは、特定の細菌、ウイルス、真菌等へ姿を変えてしまう偏った刺激が人体に反映している）。【注7】

実際、ガンは我々が感染症にかかるのを守ってくれてさえいた。チャチョーワ博士は、いくらかの動物にガンを与える実験を行い、経過を観察したが、それらの動物がガンになることで、むしろ長生きする例すら確認している。また、ガン細胞は、感染源である病原体を抑制・破壊する、持続的な長期免疫応答を人体に開発させて、人々の寿命を延ばしてくれてきた面もあるという。

さらに分かりやすい表現を筆者流に試みれば、ガンとは、昆虫や細菌、真菌等の寄生生物によって樹木の細胞が異常に発達して形成される虫こぶに近いと思われる。虫こぶは、寄生生物によって攻撃を受けた痕跡であると同時に、植物自体がその攻撃に対して発揮した防御反応の痕跡でもある。植物が防衛的に発する樹液や異常発達させた組織にはタンニンのような抗菌物質が高濃度で含まれ、抗酸化作用も備わっている。樹皮に産みつけられた昆虫の卵から産まれ

【注7】ソマチッドの健康な3形態は、そんな拮抗関係が維持されている際に見られるもので、そのバランスがある方向に傾くと、過剰なバクテリア、真菌、ウイルスが見えるようになる、あるいは、そのように姿を変えて現れると言えるのかもしれない。

た幼虫が、ある時期のみ植物組織を攻撃したとしても、ほとんどの場合、その影響範囲は限局される。だが、人間が毎回虫こぶを削り落とし、粗い削り口をそのまま放置すれば、さらに寄生生物の攻撃に曝《さら》される危険性が高まり、時にそれは将来的に樹木にとって致命的な傷となりうる。つまり、ガン細胞は、虫こぶのように免疫応答として我々を守るために形成されてきたと考えられるため、安易に外科手術、放射線療法、化学療法等に走ると、本来ガン細胞が備えている防御特性を抑え込むだけでなく、傷口を弱体化させてしまい、むしろ死期を早めることになりかねないのだ。

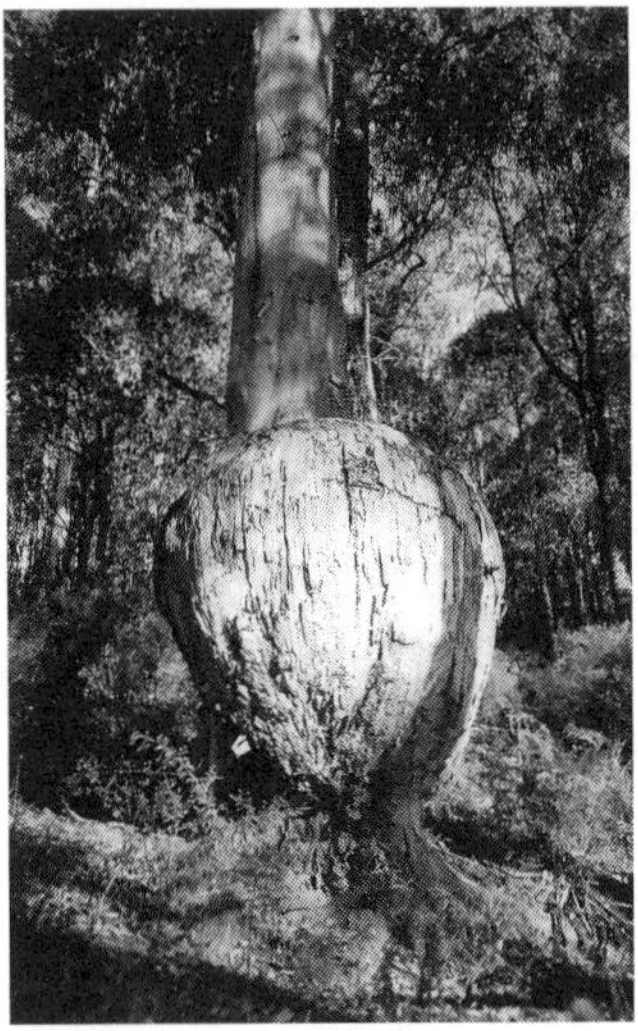

異常発達した虫こぶのあるユーカリの木

ところが、先進国で暮らす我々にとって、ガンを引き起こす微生物は競合相手を失ってきているのが現状である。ガン3大療法を実践せずに、普段の生活を維持するだけではガンの勢力は衰えない。だが、強力な競合相手が現れると、ガンを引き起こす微生物はようやく異常増殖を止めていくようになる。その競合相手が、化膿連鎖球菌、マラリア原虫、結核菌などであったと想像されるのだ。競合相手の少ないガン原因菌は、優勢の状態下に存在する。そのため、バランスを取り戻すためには、競合相手は強力で急性である必要性がある。威力（毒性）が弱すぎれば、力関係が釣り合わず、免疫応答を十分に発動しないからである。

かつて、ガン治療に利用された毒には、安全性において十分とは言えなかった。だが、チャチョーワ博士は、このようなメカニズムを十分に理解したうえで、安全なワクチン・血清の開発に成功した。

シモンチーニ博士の場合は、ガン原因菌がカンジダ菌であると特定し、カンジダ菌を直接攻撃できる炭酸水素ナトリウムを抗菌薬として利用した。そのため、シモンチーニ博士による炭酸水素ナトリウム療法では、非常に明快にガンを叩けるものの、攻撃対象はアルカリに弱い酸性の微生物に限られるだろう。例えば、アルカリに耐性を持ったウイルスを原因とした感染症が新たに発生した際には、当然、異なるアプローチが必要となる。

一方、因果応報理論に基づいたチャチョーワ博士のＩＲＴにおいては、どのような病気が発生しても、体内の微生物群に拮抗関係を回復させるワクチンや血清を与えることで、今後も幅広く対処していけるものと思われる。チャチョーワ博士の研究に触れると、このような仮説が成り立つと思われる。

だが、そんな因果応報理論を理解すれば、さらに進めて、いずれ二人の治療法ですら必要なくなるような未来を我々は作り出していけるような気がしてならない。

つまり、我々がこれまでのライフスタイルを変えていくことで、何らかの対処が可能と思われるのだ。

ベストアプローチ②
黙殺された究極のガン予防法
人間・地球・環境のバランスを取り戻せ！

封印されたパウル・ゲルハルト・シーガルの発見——低酸素がガン細胞を生む

これまで見てきたように、ガンという病気はすでに克服されており、その治療はシモンチーニ博士やチャチョーワ博士によって可能である。だが、現実的に彼らが世界中のすべての患者を治療することはできない。そのため、彼らにとっての優先事項は、患者を直接診ることよりも、医師らを指導することにある。これは当然の選択である。だからこそ、世界的に抗菌療法のような自己療法が熱い支持を受けている。強力な抗菌・強アルカリ剤を数週間摂取し続けるホウ砂（ホウ酸）療法、MMS（二酸化塩素）、ヨウ素療法、セシウム療法などは海外ではポピュラーである。本書においては、あくまでも筆者が偶然知り得た療法や具体的な情報にアクセスし得た療法のみを紹介するに留《とど》めた。

ガンに対しては、他にも様々な民間療法が存在する。忘れてはならないのが食事療法である。だが、現状では、外科手術・放射線療法・化学療法のいずれも行わずに、食事療法のみを行う人は少ない。なぜなら、農薬や化学肥料を用いず、できるだけ野生に近い状態で得た穀物・野菜・フルーツなどを食し、さらに汚染のない水や空気に恵まれた環境で、適度な睡眠と運動を行い、過度なストレスからも解放される……といった条件を現代社会で実現することは不可能に近いからだ。そのため食事療法の効果を見出すことは極めて難しいと、考えられている。

しかし、食事療法単独でも十分効果を上げられるだけでなく、過去にも現在にもガン克服に成功してきたと主張する人々もいる。抗菌療法はシンプルではあるが、強引に体内環境を変えるものであり、できれば最後の手段として残しておきたいと考える人々もいるだろう。もし、食事療法で予防効果以上にガンを克服できるのだとしたら、それは最も自然かつ安全で、理想的なことである。ひょっとすると、我々は真の成功例を知らないだけなのかもしれない……。

ガンの主因が摂取物にあると早くから主張しながらも、今日まで75年間も無視され続けてきた人物がいる。1938年、ドイツ、ベルリンのロベルト・コッホ研究所で働いていた医師パウル・ゲルハルト・シーガル（Paul Gerhard Seeger）博士は、ほとんどの場合、ガンは細胞質の中で始まることに気づいていた。

先に、オットー・ワールブルク博士は、ガンは細胞レベルでの酸素欠乏によって細胞呼吸が阻害されることで生じるという結論的な発見をしたと紹介したが、シーガルはそれをさらに補完して、有益な発見に到達したのである。

細胞質は、細胞核を除いた細胞の領域で、食事や呼吸から必要なエネルギーを生み出す重要なミトコンドリアを抱え込んでいる。そして、その細胞質に注目したシーガル博士は、ミトコンドリアの内膜などに存在し、細胞呼吸（好気呼吸及び嫌気呼吸）に関係するシトクロムなどの酵素が鎖状に並んだ呼吸鎖が、ガン細胞においては阻害され、発ガン性の病毒が発生することを発見したのだ。より具体的に言い換えれば、シトクロム酸化酵素がミトコンドリアにおけるエネルギー生成の初期段階で代謝不全を起こすのだった。

シトクロム酸化酵素を含む呼吸鎖の正常な働きなしでは、細胞は真菌細胞のように嫌気的にしかエネルギーを生み出せない。これでは能率が上がらず、乳酸の過剰生成を起こし、細胞や体全体を酸性過多にする。シーガルと彼の発見に注目したその後の研究者らは、ガン細胞は正常細胞の5〜50％しか酸素を利用していないことを発見した。さらにガン細胞の病毒性は酸素の不足分にほぼ比例し、これは呼吸鎖の阻害度も反映していた。そして、１９５７年、シーガルは呼吸鎖を阻害する合成化学物質を使って、数日で正常細胞をガン細胞に変化させることに成功した。

さらなる実験によって、病毒性の低いガン細胞は免疫系によって簡単に克服されるものの、病毒性が強くなると、ガン細胞は優勢となって広がっていくことも判明した。

シーガルは、無数の実験を繰り返し、野菜から得られる特定の栄養素が、病毒性が低ければ細胞呼吸を回復し、ガン細胞を正常細胞に戻すことを確認した。そして、シトクロム酸化酵素（今日のシトクロムａ／ａ３に相当）の破壊なくしてガンは起こらないという重大な事実を確認したのだった。

その後、ガンは細胞核ではなく細胞質から発生することが他の研究者らによっても確認された。１９７５年から１９７７年にかけて、マウスの受精卵の細胞核をガンに冒された細胞核と置き換える実験が93回行われ、いずれの場合も、マウスは健康を維持し、マウスの子供もガンとは無縁なことが分かり、カエルの受精卵においても同様の結果を得たのだった。

これは、ガンという病気はガンという細胞からきているのではないというチャチョーワ博士の発見をすでに補足説明していたものと言えるだろう。先に触れたように、健康なドナーから健康な細胞を譲り受けても、ガンは環境条件次第で細胞質から生まれる。その環境条件には、患者の性格に関連したストレスをはじめ、睡眠、運動、食事といった生活習慣等が含まれるが、とりわけ直接外部から体内に物質を取り入れ、消化・吸収に伴う化学反応を起こす食事は重要である。

さて、呼吸鎖を阻害する主因は何なのだろうか？　シーガルや彼を支持した研究者らによると、実は、我々がこれまでに生み出してきた有害な合成化学物質こそがその主因であるというのだ。それらが空気、水、食品を通じて我々の体内に取り込まれ、ミトコンドリアに悪影響を与える。つまり、体内に取り込まれた毒素は、ミトコンドリアの機能に必須のリン脂質であるカルジオリピンを破壊し、シトクロム酸化酵素を破壊し、そして、エネルギー生成に必要な酸化プロセスを阻害するというのだ。さらに、その好気的代謝（酸化的リン酸化反応）のプロセスが副産物としてフリーラジカルを生み出してしまう。細胞には抗酸化防御機能が備わっているが、有毒物質に曝され続けると、身体の自然のバランスが損なわれる。そうなると、ミトコンドリアの機能のように、これらの防御には栄養供給という方法でサポートが必要となる……。

ここで、ガンの原因が前章での結論と矛盾すると考える読者がいるかもしれない。つまり、体内の微生物相のバランスが崩れ、真菌が優勢な状態に導かれることがガンの主因だったのではないか、というものである。だが、今説明したことは、決してそれに矛盾しないどころか、補足するものである。なぜなら、細胞呼吸が阻害されて酸欠傾向が高まると、細胞や体全体が酸性過多となる。それにより、微生物相のバランスが崩れ、真菌が優勢になり、ガン細胞に有利な酸性の環境が生み出されるからである。もちろん、先述したように、抗生物質の普及によって も真菌優勢の状態が導かれる。

しかし、本章においては、そんなガン発生の経緯に食品が大きな影響を与えているだけでなく、ガン治癒においても同様であることに注目するものである。

呼吸鎖阻害の原因となるトランス脂肪酸や酸化防止剤

ドイツの生化学者ヨハナ・バドウィッグ（Johanna Budwig, 1908－2003）もシーガルの説を補強する発見を行っている。エネルギー生成の最終段階において、食品から得られる電子は、二酸化炭素と水を作り出すために、必須脂肪酸とシステイン含有分子で構成されるブリッジに沿って流れる。このブリッジが、細菌の代謝老廃物や毒素によってシトクロム酸化酵素の段階で阻害されるという。これによって、細胞は腫瘍成長の前提条件である真菌型のエネルギー生成に逆戻りするが、この阻害されたブリッジをクリーンな必須脂肪酸とシステインに置き替えることで、再び電子は流れるようになり、細胞は正常に戻るというのだ。

ここで、バドウィッグが発見した呼吸鎖を阻害するこの種の代謝老廃物とは、主に業務用多不飽和性オイルから得たトランス脂肪酸を含む「非生物学的な脂肪」、マーガリンやマヨネーズのような「化学的に硬化された脂肪」、穀物を与えた動物からとった飽和脂肪、さらに酸敗防止のために加工食品に添加される合成酸化防止剤である。

1950年にバドウィッグはガン患者の阻害された呼吸鎖を黄緑色のドットで示す、シンプルなペーパークロマトグラフィーによる試験法を開発した。

そして、十分な量の良質な亜麻仁油と含硫《がんりゅう》アミノ酸のシステインやメチオニンを使うことで、黄緑色のドットが消え、呼吸鎖は再活性化することを発見した。そして、ほとんどの場合、腫瘍は消え、ガン患者は回復したのだった。含硫アミノ酸をもたらす主な食品は、生乳の発酵で作られる伝統的なカッテージ・チーズや低脂肪クワルク（フレッシュチーズ）で、バドウィッグはすべての食品は可能な限り自然なものでなければならないとした。

バドウィッグはガン克服のために有害な添加物を排した食事法への転換を提唱し、その実践者の約9割がガンを克服したとされる。だが、バドウィッグが勧めた主な食品は、バターミルク、新鮮な生乳、ザワークラウト（キャベツの漬物）、そして、穀物の発酵食品など、いわゆる善玉菌が多く含まれるものであったが、乳製品に偏《かたよ》っていた。

それら乳製品には高い品質が求められたものの、体質的に受け付けない人々もおり、万人受けしないことから、世界的な普及には至らなかったと言える。また、代替療法の専門家らの間でも、バドウィッグの食事療法では、カルシウムの摂取が過剰となり、マグネシウムが不足する懸念も指摘された。

これは、インドのラッシーやバターミルクを考えれば納得がいく。アーユルベーダでは、発酵乳製品は栄養的には優れるものの、吸収時の体への負担が（個人差もあるが）大きすぎることから、その摂取には消化に優れる昼食後から午後3時頃までの時間帯が選ばれるだけでなく、ヨーグルトを薄めるか脂肪分を減らして飲む方法が取られてきたのだ。

とはいえ、理論的にはバドウィッグの食事療法は重要な点を突いていた。呼吸鎖の阻害がガンを誘発するというワールブルクやシーガルの発見を確認しただけでなく、呼吸鎖阻害の原因となるトランス脂肪酸や酸化防止剤といった有害化学物質を特定し、ガン克服に有効な栄養素まで見つけ出したのである。今から60年以上前に科学者によって示された警告に対して、いったい我々は何を学んできたのだろうか?

もちろん、環境因子の問題点に気づいている人々もいる。例えば、ジュネーブにあるWHO(世界保健機関)ガン研究所の所長ジョン・ヒギンソンの研究によると、変性疾患のおよそ9割は空気、水、食べ物に含まれる発ガン性の環境毒素を除去することで克服され得るという。

また、ドイツ、ハイデルベルクのガン研究センター長フォン・ハウゼン博士もガンの9割は環境毒素が原因であると主張している。つまり、ガンの原因に遡ると、その9割が環境汚染にあり、それが我々の免疫システムに深刻なダメージを与え、我々が文明と呼ぶこの不健康な環境は大いに汚されているというのだ。

だが、21世紀の現在、どこの食料品店に行っても、今なお有害性が懸念される添加物が使われた食品で溢《あふ》れかえっている。文明国家においては、もはやトランス脂肪酸や酸化防止剤をはじめとする有害化学物質を完全に排した食事に徹底することは不可能に近い。仮に自身の食するものはすべて自給できる人がいたとしても、必ずやその周囲の環境から、農薬や合成化学物質が風、雨、川、海、地下水などを通じて押し寄せてきて、完全に無縁ではいられないのだ。文明と隔絶し、限りなく健全な環境で自給自足する人々がいれば、我々はワールブルクやシーガル、バドウィッグの発見を検証しうるデータを集められようが、現実的には、長期的な検証が必要なこともあり、ほぼ不可能である。そして、ある種の合成化学物質に疑われる有害性に対して、根拠のあるデータは存在しないとして、さらに放置が続くのだ。

実際のところ、ただ1つの合成化学物質が病気発症の元凶なのではなく、いくつもの合成化学物質がある一定量を超えて問題を起こしている可能性も考えられ、より事態を複雑化している。結果、我々は信頼に足る科学的根拠なしとして、ガンという病気予防のために食事の改善に努めることもなく、罹《かか》ってしまえば、ただ現状を受け入れ、なす術もなくその治療を医者に任せるしかない。

そんな背景を考えると、食事療法のみでは十分でないかもしれないが、実際に検証を行ってから意見すべき問題として、謙虚に見守る必要があるのかもしれない。なにせ、歯がゆいことに、我々はそれを検証することができないほど汚染した社会で暮らしているのだ……。

食事療法による体内浄化――「ブレウス療法」、「グレープ療法」、「ゲルソン療法」

ガンは環境因子で毒素を取り込み免疫力が低下することでその発症の下地が作られると考えられそうだが、海外の代替医療の研究者らの間で「ガンの二大要因」と呼ばれるものがある。それは、「死んだ歯」と「有害微生物の腸内増殖」である。

前者においては、特にルート・カナル（根管治療）を受けている人にその影響が現れやすいという。日本ではあまり知られていないようだが、ルート・カナルと呼ばれる治療は、主に奥歯の付け根部分に起因する炎症を抜歯せずに治療するものである。レントゲン画像等と照らし合わせながら、錐《きり》のような道具を根の中央に沿って付け根まで慎重に通して歯に穴を開け、消毒後に被《かぶ》せる。

実は、筆者もアメリカ滞在中にこの治療を受けたことがあるが、数時間に及ぶ大変な作業で、保険がきかず、治療費は高額であった。だが、その死んだ歯が将来的に有害な嫌気性微生物の温床となり、絶えず毒素を発していくリスクを生むのだという。

また、消化管における有害微生物の繁殖はより大きなスケールで毒素を生み出し、自己免疫疾患《しっかん》やカンジダ関連の問題を起こしやすくなる。カンジダと言えば、もちろん、シモンチーニ医師の仮説に従えば、ガンの原因菌である。特に、乳ガン患者のほとんどは、腸内細菌叢《そう》のバランスが崩れていることが確認できるという。

そこで、弱体化した免疫力を回復させるため、歯の治療も重要だが、主に腸内を解毒・浄化させることを主眼とした健康法が注目される。多くの読者もご存じと思うが、食事療法や断食でガンを克服したと主張する人々は絶えない。

例えば、賛否両論を巻き起こしながらも、今日まで4万5000人以上もの患者を救ってきたとされる半断食食事療法がある。ルドルフ・ブレウス（Rudolf Breuss, 1899－1990）によるトータルガン治療（Total Cancer Treatment）またはブレウス療法（Breuss Cure）と呼ばれるものである。

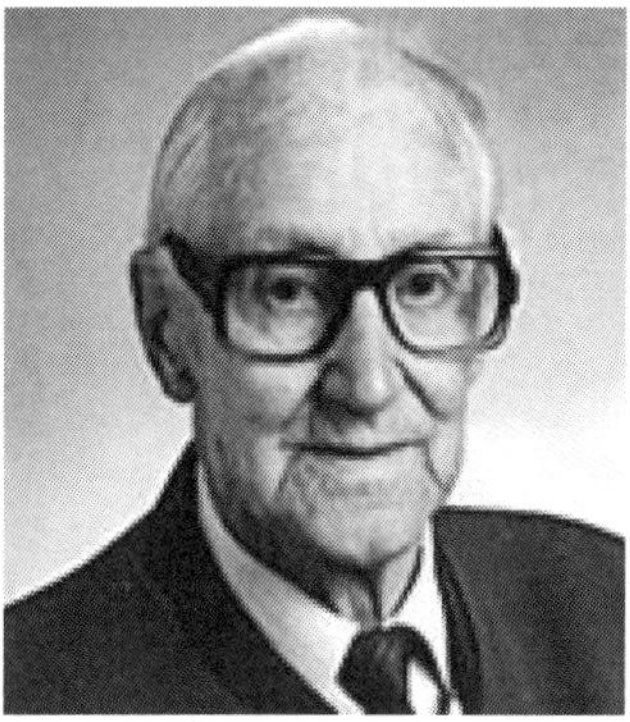
ルドルフ・ブレウス

ガン細胞がタンパク質から成長すると考えたブレウスは、食事、水、空気等から取り込まれたあらゆる毒素を解毒、浄化、排出させるために、理想的には42日間、様々な生のフルーツや野菜を混ぜ合わせたジュース、薬草茶、そして水を除いて、断食を行うことを推奨した。

極めてシンプルな方法だったこともあろうが、このブレウス療法は、ガン患者を中心に多くの難病患者が試してみたところ、ガンを克服した例が多数現れ、ヨーロッパを中心に世界的に広がった。選ばれたミックス野菜は、例えば、有機栽培された生のビートの根（55%）、ニンジン（20%）、セロリの茎根（20%）、大根（2%）、そしてジャガイモ（3%）といったシンプルなものだ。ちなみに、ジャガイモは肝臓ガンの患者には必須だが、それ以外の患者には使わなくても構わないという。

実際、ブレウスの著書は、今日までに7か国語に翻訳され、100万部以上売り上げているため、ブレウス療法によってガンを克服した人々は4万5000人をはるかに超えていると推測される。また、オーストリアの医療仲間からその治療法が安価でシンプルすぎるとして訴えられたことがあったが、彼の療法で救われた元患者らが証言を行うだけでなく、オーストリアの大統領ルドルフ・キルヒシュレーガー（Rudolf Kirchschläger, 1915－2000）も彼を弁護し、無罪を勝ち得ており、いかにブレウス療法がヨーロッパで支持を得てきたのかが窺《うかが》える。

また、1920年代に自ら胃ガンを克服した南アフリカのジョアンナ・ブラント（Johanna Brandt, 1876－1964）が開発し、その後に改良が加えられたグレープ療法（Grape Cure）がある。

グレープ療法は、半断食を交えた食事療法で、ガンの種類や進行度によっては適さないが、

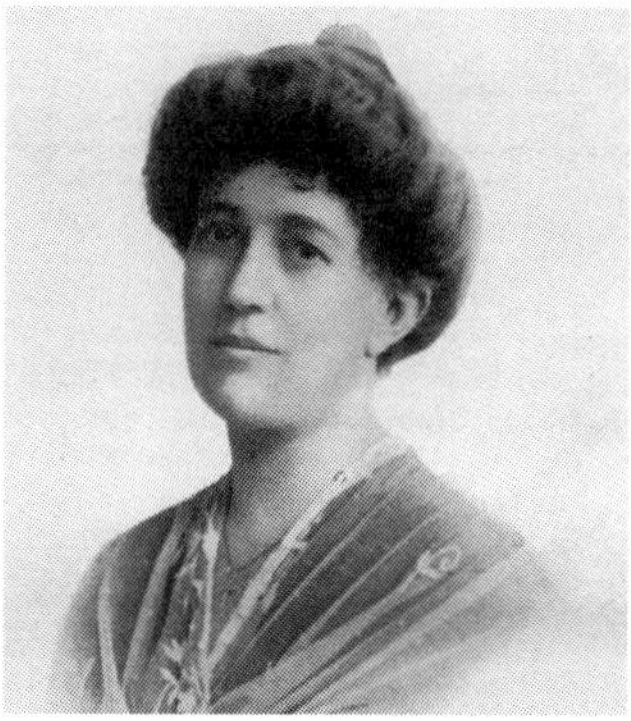

ジョアンナ・ブラント

例えば、朝8時から夜8時までは未加工の生のグレープ（ぶどう）、またはグレープジュースを飲食し、残りの12時間は水のみとするものだ。摂取するブドウ（またはブドウジュースの元）は汚染のない環境で有機栽培されたものを前提とし、水は天然水、精製水、イオン水で、ミネラルを欠く蒸留水は不適とされる。ブドウには、エラグ酸（抗ガン・抗酸化作用）、カテキン（抗酸化、老化抑制、抗突然変異、抗ガン、抗菌、抗う蝕《しょく》、抗アレルギー作用）、ケルセチン（抗酸化・抗炎症作用）、濃縮タンニン（抗酸化・殺菌作用）、レスベラトロール（抗酸化作用）、プテロスチルベン（抗ガン作用）、セレン、リコペン（抗酸化作用）、ルテイン（抗酸化作用）、アミグダリン（抗ガン作用）、ベータカロチン（抗酸化作用）、フェルラ酸（抗ガン作用）、コーヒー酸、没食子酸といった栄養素があり、これらには抗ガン作用・抗酸化作用がある。本来、ガン細胞は糖分で成長が促されるはずである。しかし、12時間の断食によって飢えたガン細胞が、次の12時間でようやく摂取できる栄養素が、ガン細胞にとって有害なものなり、これがガン克服に効果的に寄与するというのだ。

ブレウス療法においてもグレープ療法においてもほとんどの場合、無農薬の品質の良い野菜や果物が利用されている限り、半断食の効果で、腫瘍を退縮させることには成功した。しかし、共通した問題があった。症状が軽ければ、短期の断食で腫瘍は消えるケースはあっても、重度の場合、長期継続しないことには、完全に腫瘍を消せるほどの効果はなかなか得られないのだ。多くのガン患者はすでに痩《や》せており、体重を減らす断食や半断食は極めて厳しい現実がある。患者は自身の体重減や活力低下を恐れて、心理的にも悪影響を及ぼしがちとなる。そのため、ガンの初期段階で、患者がまだ体重と活力を維持している際にしか効果がないとされている。

そんな問題を解消し、患者が安心して続けられるとして高い支持を得ている食事療法にゲルソン療法がある。ドイツの内科医マックス・ゲルソン（Max Gerson, １８８１－１９５９）が

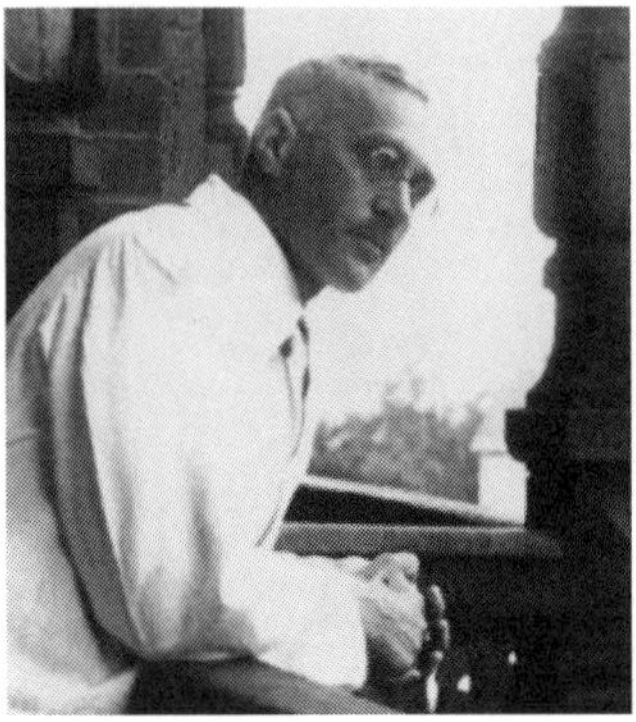
マックス・ゲルソン

１９２８年に始めた通称ゲルソン療法は、病気の主な原因を蓄積されてきた毒素にあるとし、菜食を主体として多量の野菜ジュース摂取を基本とした。特に、塩、油脂類、動物性タンパク質、アルコール、カフェイン、タバコ、精製砂糖、人工食品添加物を禁ずるか制限し、芋類・未精白穀類などの炭水化物、豆類、新鮮な野菜や果物、堅果類、海藻などを推奨した。１９３６年にアメリカに渡ったゲルソン博士は、食事療法だけで結核ばかり

か、ガンや様々な難病治療に成功し、医学界に衝撃を与えた。そのため、アメリカにおいて、当初、彼の本の出版は許されなかった。だが、現代医療の裏で、ゲルソン療法は世界中で多くの重病患者を救い、80年以上にわたって厚い支持を受けている。現在、ゲルソン博士の意志は娘のシャーロットによりゲルソン・インスティチュート（米サンディエゴ）として継承されており、他の多くの代替療法医と同様に、治療（食事療法）に関しては、法的規制の寛大なメキシコで提供されている。そして、お金と時間に余裕のある患者が長期滞在によってガンから生還していることはよく知られている。

農薬で育った農産物の摂取はガンへの抵抗力を削ぎ落とす

現状、周囲との接触を絶った健康的な土地で100%自給自足生活を送る人を除いて、ガン撲滅への根本的な対策は実践されてきていないと言えるが、元々ヒトには免疫力が備わっている。本来、少々の有害物質程度なら、自らの免疫力で克服できるのだ。

ゲルソン療法のように、数多くの摂取制限リストを設けることなく、特定の食品を習慣的に摂取するよう心掛ければ、十分ガン克服に役立てられると考える研究者たちもいる。つまり、予防的な効果に加えて、ガンの進行度が深刻なレベルに達していなければ治癒すら期待できるものである。

例えば、抗ガン物質のコルジセピンが含まれる冬虫夏草のような高価な希少品を考えなくとも、生のアーモンドを1日数粒食べることでガンを予防し、1日十数粒でガンを退縮できるとする話もあれば、春ウコンを毎日数g摂取すればガンを含めた万病に効くとの話もある。品質、量、摂取法などにも依存しようが、ニガヨモギに加え、パウダルコ（Pau D'arco＝南米熱帯雨林に見られる大木）の樹皮やオリーブの葉の煮出液も強力な抗真菌薬として利用されている。

これらは、ホウ素療法、ヨウ素療法、MMS、セシウム療法のような抗菌療法にも比肩《ひけん》しうるとみなされている。熱帯植物のノニの実や葉もガンには有効だと言われる。また、栄養面においては、セレン、亜鉛、マグネシウム、ヨウ素、ビタミンD（日光）は有効で、やはり、ベリー類から作られる紫色のジュースも評価が高い。このような天然の産物がガン治療に有効であれば、本書で紹介してきた抗菌療法よりも安全性が高いと思われる。

春ウコンを検証した山形大学の松井良業《まついよしなり》教授と粕渕辰昭《かすぶちたつあき》教授（春ウコン研究会）によると（『ガンは癌にあらず』参照）、末期ガンを中心に29例中24例有効、2例除外、1例経過待ち、1例不明、1例無効という結果を得ている。一般の制ガン剤よりははるかに高い確率でガンを抑え、再現性も得られるものだったという。ちなみに、両教授の春ウコン研究会では、ガン・糖尿病などはすべて免疫システムが非自己と認識している感染症とみなしており、その病原体は、植物の病原体として発見されているウイロイドに近い、核酸系物質のウイロイド・ライクと推定している。シモンチーニ博士が断定したカンジダ菌とは異なるが、ガンや多くの成人病を感染症の結果とみなしている点は極めて興味深いもので、チャチョーワ博士の理論に通じるものがある。

また、農薬を用いた農産物の摂取が、ガンへの抵抗力を削ぎ落してきた可能性を示唆する例がある。2007年9月12日付けのBBCニュースによれば、ブロッコリーや芽キャベツを含めたアブラナ科の野菜や他のフルーツにおいても発見されるものだが、特にタンジェリン（みかん）の皮にガン細胞を破壊に導く成分サルヴェストロールQ40が高濃度に含まれているという。

英レスター薬科大学のタン・フーン博士率いる研究チームは、サルヴェストロールQ40がガン細胞においては有毒な化合物に変わり、ガン細胞を破壊することを発見した。

サルヴェストロールQ40は、真菌や昆虫による攻撃をはね返すべく、植物によって産生されるフィトアレキシン（植物が微生物の侵入に反応して生産蓄積する低分子の抗菌性物質）の一種である。それはガン細胞において高レベルで見つかるP450 CYP1B1酵素によって有毒な化合物へと変わる。その結果、ガン細胞に対して、健康な細胞に対するよりも20倍有毒となることが判明した。

「特にガンを標的にできる化合物を食品に発見できて非常に興奮している」と話したタン・フ

ーン博士は、さらに興味深い分析をしている。サルヴェストロールは、作物の感染（病害）レベルが高まる時に、高レベルで産生されるという。そこで、我々が近代農業において、殺菌剤、殺真菌剤、殺虫剤を使用して、作物の感染（病害）リスクを低減させてきたことが、食物中のサルヴェストロール含有量の低下を招いてきた可能性があると喚起《かんき》するのだ。これは、かつてはガン発症を抑え込めるだけのサルヴェストロールを我々は当たり前のようにフルーツや野菜から得ていたにもかかわらず、農薬を使用し始めたことで、ガンへの抵抗力を失うようになってきたことを暗に示すものと言える【注8】。もちろん、これにはまだデータが集まっておらず、検証は不十分と思われ、現段階では確かなことは言えない。

だが、19世紀後半から使用の始まった人工農薬が本格的に消費され始めたのは20世紀初旬と思われ、ガン患者の増加とリンクしているように感じられるのは筆者だけではあるまい。

【注8】日本では、農薬によって特定の植物が抗ガン性のサルヴェストロールを生み出さなくなると誤解して伝わっている傾向がみられる。だが、実際には農薬使用の有無にかかわらず、そのような植物はサルヴェストロールを生み出す。サルヴェストロールの産生は、植物自体が有する一種の免疫反応で、感染リスクのある際に自ら発動する。そのため、農薬の施用は、自己免疫力を発動させる必要性と頻度を少なくしてしまうというのが正確なところと思われる。

〝現代病〟のガンは、体内微生物群のアンバランスから発生する

さて、読者は、チャチョーワ博士の因果応報理論と、タンジェリンの皮に含まれるサルヴェストロールの含有傾向がどこか類似していると感じられたのではあるまいか？

その通りである。我々は抗生物質、抗ウイルス薬、抗真菌薬などで体内の微生物の勢力図を変えてきただけでなく、自然環境においても、その勢力図を大きく変えてきてしまっていたのである。

除草剤は屈強な雑草すら封じ込め、土壌中の微生物たちも一掃する。農薬は直接農作物を食害する昆虫や微生物だけでなく、土壌微生物にも影響を与える。特定成分のみに偏って配合された化学肥料は、土壌微生物たちの本来あるべき拮抗関係＝バランスを崩す。すでに触れたように、食肉となる家畜に対して、人間は抗生物質を与え、体内から一部の微生物を排除する。家畜に与えた抗生物質を含んだ糞は肥料として有効利用されても、雨によって土壌に染み込み、川や地下水脈に流れ込んでは、最終的に海へと至る。家畜の肉を食べることだけでなく、水や牛乳を飲み、海産物を食べるといった、ごく当たり前の行為を通じて我々は抗生物質を摂取し続けていることになる。

その結果、病院で抗生物質などの薬を処方されなくても、すでに我々の体内にはその影響が現れていて、ある種の微生物群は抑え込まれながらも、ある種の微生物群は勢力を増し、全貌《ぜんぼう》を俯瞰《ふかん》すれば、微生物群の勢力図が崩れてしまっているのだ。もちろん、それ以前に、有害な食品添加物や化学物質を継続的に摂取したり、吸い込んだりすることでも、我々の体内では微生物群のアンバランス化が進んでいる。そんな生活をしていれば、加齢とともにその負担が増えて体内微生物群のバランスを良好に維持できなくなってしまうのは当然と思われる。

動物たちは、自然に生える野生植物を食べる。時に、一部の動物や昆虫は我々が栽培する作物から栄養分を得るが、それでも、多くの動物や昆虫は野生に育つものをエサにしている。一方、我々は、食すもののほとんどを人間の手で育てたものに依存している。つまり、化学肥料や農薬等の施用で微生物群のバランスが崩れた土壌から採れる食品ばかりを口にしている。

チャチョーワ博士が気づいたように、人間が抱えてきた様々な病気に対して、動物の方が人間よりも高い抵抗力を示すケースが多々見られる。その背景には、暮らしてきた環境と食してきたものが異なる点があるだろう。そのため、動物たちも、ペット化して、人間と同様な近代的な食事や予防接種、投薬治療等をしていけば、人間を追いかけるように、代表的な感染症には強くなる一方で、ガンにかかりやすくなると予測できる。

ここで、ガンのような現代病が生まれる背景を整理しておこう。多くの病気は、ストレスなどが影響したとしても、微生物や寄生菌がその下地を作り出し、実行犯として発病のトリガーを引く。特にガンの場合、その背後には、ミトコンドリア内膜の呼吸鎖、つまり、シトクロムa／a3と呼ばれるシトクロム酸化酵素の阻害があった。我々が若く、免疫力に衰えの見られない頃は、自身が様々な形で体内に取り込んできた有害物質やそれに伴う呼吸鎖の阻害をはねのけることができた。だが、時折抗生物質やステロイド薬のお世話になり、累積的にトランス脂肪酸や酸化防止剤等の合成化学物質に曝される機会も加齢に伴い増え、我々の血液は酸性化し、腸内細菌はダメージを受け、真菌やマイコプラズマといった病原菌が蔓延《はびこ》りやすくなる。

また、特に、ルート・カナルの治療痕や手術による傷跡は病巣化しやすく、化学療法を受ければそれを加速させる。これらは我々の免疫システムを弱体化し、病原菌の血液や臓器への侵入を許すことにつながる。そのようにして、自己免疫疾患、アレルギー、糖尿病、心臓病、そして、ガンを患いやすくなる。

ウォルター・ラスト氏によると、特に抗生物質や他の薬剤が無害な酵母菌を浸潤性のある真菌形態に転化させ、腸内でカンジダ菌を繁殖させる。これが、腸壁を損傷し、微生物の毒素やタンパク質を血液に侵入させて、アレルギーを起こしたり、免疫システムを弱体化させながら、腸管壁浸漏《しんろう》症候群を引き起こす。そして、栄養、遺伝、精神的な状況にも影響を受けながら、様々なバクテリア、ウイルス、寄生菌が体内へと侵入し始め、弱い器官に影響を及ぼすという。

それらが明確な感染を起こし得るかどうかには幅が出ようが、多くの場合、生物膜（バイオフィルム）で守られたコロニーを形成する。

生物膜は免疫システムや従来の抗菌剤療法で侵入・除去するのは極めて難しい。細菌の生物膜がよく見られる場所は、血管の内壁、歯、顎骨《がくこつ》、股関節、あるいは病菌で冒された骨、腎臓、膀胱《ぼうこう》、そして、手術で埋め込まれたインプラント部などだという。特に、カンジダはべっとりと粘性をもって腸壁、副鼻腔、内耳等に強固に付着する傾向がある。生物膜コロニーは、持続的な攻撃の下では休眠状態になりうるが、状況が改善すると徐々に再活発化する。

そのため、慢性状態を克服するには二重の対策が求められるとされる。つまり、器官系が攻撃を受けやすくなる環境条件を改善させることと、抗菌療法を長期にわたって利用して恒久的に細菌コロニーを分解させるべく免疫システムを強化することである。免疫システムが細菌コロニーを攻撃すると、しばらくの間、急性感染と同様に炎症や痛みを体験することもある。

本書で紹介したホウ素療法、MMS、ヨウ素療法など、1回の摂取量が多いと、そのような急性感染と似たような体験をすると言われる。もちろん、摂取量を上限ぎりぎりにする場合は、ビタミンCを1日10g程度まで摂取するぐらい抗酸化対策を行うことも重要だという。

そして、体をできるだけアルカリ性にすることも求められる。それには、単純にアルカリ性食品を増やすだけではあまり成果を望めないため、例えば、クエン酸カリウム、炭酸水素ナトリウム（重曹）、炭酸水素カリウムなどの摂取が有効とされる。先述したように、炭酸水素ナトリウムの摂取法に関して言えば、小さじ半分（2・5㎖）を1杯の水に溶かし、空腹時、または食事の前後2、3時間空けて1日1、2回飲むことである。同時に、うがいを行って口腔内を消毒しておくことだけでもガンの進行を食い止められるほど有効だという。

シモンチーニ博士の炭酸水素ナトリウム療法の紹介時に触れたが、炭酸水素ナトリウムは直接腫瘍に触れさせるのが最も効果的なため、患部が皮膚に現れる際には、直接それを塗り付ける方法もある。また、食道や胃など、炭酸水素ナトリウムが直接触れうる場所にガンが存在する際には、内服によって効果が期待できるが、そのような条件が得られない場合は、ホウ砂、ヨウ素、MMSなどの抗菌療法の方が効果は高いと考えられる。そのため、炭酸水素ナトリウムの内服に関しては、身体のアルカリ化で他の抗菌療法を裏で助ける役割として利用するのが望ましいようである。

自然の生態系も体内の微生物も、すべてに存在価値があって共生している！

チャチョーワ博士の因果応報理論を参考にすれば、我々の健康は周囲の環境の健全さに左右されることから、我々の健康に対する考え方にも修正が求められると思われる。農薬は様々な生物を殺し、土壌微生物への影響も計り知れないものであるが、仮にそれに目をつぶったとしても、今なお農業従事者の多くが、窒素《ちっそ》、リン、カリウムといった特定成分の化学肥料を用いて、農作物を育てている。これは、すでに述べたように、土壌環境だけでなく、収穫される作物にもアンバランスを与える。作物中の栄養成分が変化する程度であれば、それほど問題とはならないかもしれない。だが、土壌中の微生物の状態に影響を与え、そこで収穫される農作物にも成分では判断できない性格付けがなされると考えられる。それは、農薬施用の効果以外に、ある種の病気にかかりにくくなるものの、他の見えない部分でしわ寄せが及ぶ可能性すら浮上させる。人間に置き替えれば、様々な感染症を克服してきたものの、ガンにかかりやすくなったという点がそれに相当するかもしれない。

近年、多くの人々は健康のためと考えて、いわゆるサプリメントを摂取する。そのサプリメントが、例えば、農産物を丸ごと粉砕・乾燥して、安全なつなぎで固めたようなものであれば、特に問題にはならないだろうが、特定成分のみを化学的に抽出したものであれば、本当の意味で健康のためになるのだろうか。

なぜなら、特定成分のサプリメントを摂取する人間は、化学肥料を与えられて育つ農作物と大した違いがないからである。残念ながら、我々は特定成分のみを取り扱えるほど、十分な知識をまだ得ていないと思われる。土壌中、動植物の体内、ヒトの体内における微生物群の勢力バランスにもたらす影響をしっかり把握できるまでは、それは実験段階に過ぎず、むしろ不健康に導く可能性すら想定したうえで、我々は向き合っていく必要があるだろう。もちろん、我々が因果応報理論を完全に把握できるようになり、ある個人が、ある状態を脱するために、一時的に体が必要とするものを十分に理解できるようになれば、そんなサプリメントも有効に活用できるだろう。

だが、環境破壊を通じて土壌の状態、水の状態などが変化してきた現在、欠けているものを適切に補うためにサプリメントを選択できるほど、我々は理解できているのだろうか。自分の体内に存在する微生物の状態を徹底的に調べたうえで、十分な知識のある専門家に勧められてサプリメントを摂取しているのだろうか？　おそらくは、自分の勝手な判断で選んでいるのではなかろうか。

概して、製造過程でヒトの手が加われば加わるほど、多くの成分を失いがちである。熱が加わり、機械による工程が増せば、副産物すら生み出されるリスクも増える。特に、ミネラル類を扱う際には、金属製の機械や容器類は、できるだけ使わない方がいい。

筆者は拙著『「粘土食」自然強健法の超ススメ』（ヒカルランド）において触れたことであるが、数多くのミネラルや微量元素は健康な血液の質を維持するために極めて重要であり、数多くの成分が同居した、天然状態での摂取が望ましい。

もちろん、理想を言えば、本書で紹介した抗菌療法はできれば避けたい。なぜなら、抗生物質同様に、抗菌薬であっても（天然の薬草であっても）、継続摂取によって体内の微生物相のバランスを崩すからである（一時的にはバランスを回復させると思われるが）。抗生物質は、細菌（バクテリア）を主に抑え込む。一方、抗菌薬は、腸内の善玉菌を殺すことはないとされるものの、真菌や他の細菌類を抑え込む。概して、抗生物質に曝されてきている先進国の人々の体内においては、代表的な細菌が抑え込まれた結果、真菌が優勢になってしまった。そのため、多少の抗菌薬効果は期待できると予想されるが、食事などの生活習慣に気を付けているような健康な人が、抗菌薬を予防的に摂取し続けると、余計に抗酸化剤を必要としたり、体内の微生物相を全体的に抑え込んでしまい（無菌に近い状態）、これまで抵抗力を有してきたはずの相手、例えば、細菌に対して弱くなってしまう恐れがある。

このように、先進国から発展途上国へ引っ越したような現象を引き起こす可能性も考えられる。また、別の表現を行えば、抗菌薬の摂取は、酸性化した土壌を回復させるために、一度に多量の石灰を投入して強制的にバランスを回復させるようなものとも言えるだろう。奇麗に耕された畑でそのようなことをすれば、土壌は硬くなるだけでなく、雨の際に偏ったミネラル分が流され、周辺環境にも影響を及ぼす。根を張る雑草が同居すれば、土壌中にも多様な微生物が現れ、刈った雑草による緑肥効果も手伝い、次第に土地は肥えていく。

本来であれば、もっと違った形で自然環境を健康に導き、その結果として、我々が健康になっていく方向性を考えるべきであろう。だからこそ、ビタミンCで抗酸化力を、炭酸水素ナトリウム（重曹）やクエン酸カリウムでアルカリを補いながら、即効性のある抗菌療法という荒療治を行うことは、できれば最後の手段として温存しておきたいものなのだ。

自然界の生態系においても、人体内の微生物群においても、必ずしも絶対的な強者・弱者、勝者・敗者が存在する訳ではない。すべてが重要な存在価値を持って拮抗関係を維持して共生している。そんな現実を振り返ると、病原菌を敵とみなして殺そうとする旧来の発想は改められねばならない。なぜなら、病原菌自体が病気の元凶なのではなく、拮抗関係というバランスを崩したことに問題があると考えられるからだ。日和見感染を起こすようなケースでは、特定の病原菌を退治しようとするのではなく、むしろ、存在価値を認め、バランスを維持して共生できるようにしていくことを考えねばならないのである。

病は気からという言葉があるが、病原菌を殺すイメージよりも、愛を注いで、崩れた拮抗関係を回復させ、体内微生物群の共存をイメージしていくことの方が重要となってくるだろう。

酸性土壌の日本は、農薬使用量世界トップクラス！

さて、ここで我々が地球環境に対して行ってきたことについても今一度振り返ってみる必要があるだろう。

我々が作物を効率的に収穫できるように行ってきたことや、病気の予防や安全性を考えて家畜に対して行ってきたことなどが原因となり、目に見えないレベルで周囲の動植物の健康を害している。周囲の動植物が健康を崩せば、我々は自身の健康のために参考にする見本（時に薬草のような天然の植物）を失うことになる。そして、地上の動植物を道連れに、人間は病魔に蝕《むしば》まれることになる。

現在、我々が辛苦を味わっているガンだけでなく、自己免疫疾患、アレルギー性疾患、糖尿病や心臓病、さらには新たに登場する病気ですら、その根幹部で微生物群のバランス喪失が示《し》唆《さ》される。つまり、「十分な免疫応答が発揮されない感染症手前の慢性疾患状態」が関わっている可能性が濃厚で、絶妙なバランスが維持されてきた生態系を我々が破壊してきた結果であるように思われる。おそらく、我々が自然に対して手を加えてきたことが、我々自身の体に反映しているだけなのだ。

もちろん、我々はこれまでに開発してきた薬剤のおかげで、寿命を延ばすことができるようになった。これは素直に評価すべきことで、筆者は、今さら、原始的な生活に戻ることを提起するつもりは毛頭ない。西洋医学を否定するものでもなく、これは避けて通れない道のりだったと考えられる。

重要なことは、我々がどのような歴史を歩んできたのかを振り返り、病気発症の経緯とメカニズムを知ることにある。そうすれば、我々には何が弱点で、今後何がさらに問題となり得るのかをも予測できるようになるからである。

さて、当面は、シモンチーニ博士やチャチョーワ博士らが提供する治療法で対処することは可能と思われるが、それは目先の対応にすぎない。いたちごっこをなくしていく努力が必要である。

そう考えると、できるだけ野生に近い状態で、作物を育て消費し、緊急時を除き、医療機関ではなるべく薬剤をもらうことなく、体内のウイルス、バクテリア（細菌）、真菌等のバランスを平衡状態に保つことが課題になってくる。それだけでなく、我々は周囲の自然環境に目をやり、動植物と土壌微生物の健康のために取り組んでいくことも同時に必要になる。

1980年代、ヨーロッパでは酸性雨の影響で森林枯死《こし》の問題が表面化した。それは、今や日本でも見られる現象である。そして、酸性雨の影響だけでなく、農業によっても土壌は酸性化している。

日本は、湿度が高く、降雨量が多いため、土壌中のミネラルはすぐに洗い流され、土壌の酸性化傾向は特に顕著である。農業において、湿度が高く、降雨量が多いことは、必ずしも恵まれた条件とは言えない。相対的に害虫被害も増え、農薬使用量も増えるからだ。

不名誉なことに、単位面積あたりの農薬使用量は、数年前に中国に抜かれたものの、日本はしばらくの間、世界第1位の座を占めていた。今でも世界トップクラスであり、日本に旅行し野菜を食す際には注意を促す国もあるほどだ。我々は、周囲ばかりを気にして、足元をおろそかにしがちである。

大地が酸性化すれば、大地で採れるものも酸性化し、栄養価も落ちる。そして、そんな食品を口にしていれば、我々の身体も酸性化し、真菌が蔓延《はびこ》りやすくなる。日本における死因でガンが第1位である背景には、日本が酸性土壌の先進国であることも関係しているのではないかとまで思えてくる。

我々がガンに冒されれば、強アルカリや抗菌療法で対処すればよいのだろうか？　筆者にはそうは思えない。この地球という自然環境が、いつまで健康を維持し、我々を食べさせ、生かしてくれるのか、気になってしまうのだ。

チャチョーワ博士は、動物の免疫力を参考にして、近年では煮沸《しゃふつ》や放射線に耐えうる昆虫から酵素を得ている。動物や昆虫の中に特別に免疫力の強い種が存在するのも事実であろうが、そんな昆虫を探し捕まえたり、希少で高価な冬虫夏草を求めねばならなくなった背景に我々は注目する必要があるだろう。

もし、我々が絶妙なバランスを維持してきた生態系を汚すことがなければ、わざわざ自身の免疫力を維持すべく希少な生物を求める必要性もないのではないか。農薬を使用せずにフルーツや野菜を育て、食していれば、抗がん作用のあるサルヴェストロールを含むような食品を我々は口にできているはずなのである。

おそらく誰もが自身の健康を守りたいと考えていることだろう。人間以外の動物には不可能なことから、我々は自ずと地球の管理者だと言える。であれば、人間が健康に過ごせるように地球を管理してゆけばよいはずである。ところが、我々は不思議と正反対のことを行っている。地球を痛めつけ、自らを病に導いているのだ。なぜこんな矛盾が生じるのだろうか？

我々が本当に感謝すべき地球の存在を忘れてないか？

暖かい季節であれば、旬の野菜やフルーツを生で丸ごと食べ、自然の恵みを十分に味わってみていただきたい。様々な野菜を買うたびに、生でかじって違いを感じていただきたい。もちろん、様々な品種があるため、例えば、農薬や化学肥料が使用されたものと、使われていないものを簡単に区別することはできない。だが、もし自分で野菜を作ってみた経験があれば、鮮度の違いだけでなく、どのような条件が揃うとこのように育つのか、外見、食感、味などを通じて見えてくるものがあるはずだ。農薬も化学肥料も与えず、露地で風雨や虫に曝される中でも、十分生き残れる野菜が健康で力強いものと言えようが、それは人間の健康にも参考になるはずである。

農薬や放射能の問題があるがために、胚芽《はいが》や糠《ぬか》という最も栄養のある部分を削《けず》り落とした白米を食べ、皮をむいたフルーツを食べる……。いや、そんな意識はなく、単にその方がおいしく感じられるからそのようにしてきたのだと考える人々も多いかもしれない。

だが、含まれる栄養価を考え、玄米やフルーツを皮ごと食べたがる人々は常に存在し、農薬や放射能の問題が消費者に不安を与えている。我々はそんな時代に生きているのである。

たとえ、緑豊かな地方で生活をしていても、田畑には農薬がまかれ、空地や農道には除草剤がまかれ、土壌の状態は、例えば、100年前とはかなり変わってきている。自分の土地では農薬や化学肥料を使用しないと心掛けていても、隣接する農地においては、ラジコン・ヘリコプターによって農薬が空中散布される。目覚めた個人の努力もなかなか報われない。

我々はそんな環境で暮らしている。農薬や放射能のことを気にすることなく、安心して収穫した農産物を丸ごと食べてみたい。これは人間としてごく当たり前の欲求のはずである。だが、その程度の望みがなかなか適えられないのが現実である。我々はそれをこのまま続けていっていいのだろうか？

人々を騙して、当たり前のことを当たり前にさせないのが「お金」の存在である。この社会では、政治家が産業界の大物と相談して物事を決める傾向がある。人間社会においては、保険会社が計算するように、ヒトの命も最終的にはお金に換算される。何か問題が起こってもお金が解決すると考えている人々が本当に存在する。

しかし、我々が生きていくために本当に必要なものは何か？　それは、呼吸に必要な空気、水、食事に必要な植物（や動物）である。もちろん、それらを得るためには、地球という惑星や太陽の恵みも必要である。そして、雨風をしのぐ家屋や防寒対策の衣類も必要だろう。だが、基本は、水、空気、食べ物である。水、空気、食べ物が汚染されては、ヒトは生きていけない。

人間はこれまで何らかの補償問題が発生すると、お金で解決してきた。原発事故が起こっても、最終的にお金で解決させるしかない。たとえ、移り住むべく他の土地や建物を提供したとしても、それはお金で解決させたことと同じである。人間が地球環境を破壊する事件を起こしていながら、話し合う相手は常に人間であり、人間同士の話し合いで、最終的にお金で解決する。何かおかしくないだろうか？

我々が本当に必要としているものは、水、空気、食べ物である。我々を生かしてくれているのは、この地球という環境であり、人間以外の動植物や菌類である。我々の周囲に健康な動植物が存在せずして、我々は生きていけない。そして、そのような動植物は、どれも「生きている」のである。生き物に対して人間が迷惑をかけてしまったのだとしたら、真っ先に謝罪すべき相手は、彼ら、つまり、この地で暮らす動植物たちや母なる大地＝地球なのである。加害者が被害者に対して謝罪を行うべきなのは当然ではあるが、そもそも人間は地上において間借りして生きているだけであり、大家は常に地球であり、どんなにお金を払っても、本来、土地（地球）をお金で買って自分のものにすることはできない。

しかし、加害者である人間は被害者である地上の生物に謝罪もせずに、地上で人間同士勝手に喧嘩をしている。天から人間の行動を見下ろす崇高な存在がいれば、人間とは実に愚かで、理解不能な動物だと感じるのではなかろうか。また、地球という生命体から見れば、原発事故を起こし、人間が気づくきっかけを得たのかと期待してみたものの、まったく効果なく、とことん呆《あき》れ果てているのではなかろうか。

では、人間に何ができるのだろうか？　もちろん、中には気付いた人々もいる。たとえ、便利な生活を捨ててでも、環境への負荷を少なくすべく、原発は停止させ、少なくとも、生み出される核燃料廃棄物を大地に戻せる技術を手に入れるまでは、原発は封印すべきと……。だが、これはあくまでも原発事故という出来事への1つの対応策に過ぎない。

我々は原点に戻って、誰のおかげで生きていけるのかということを考えねばならない。そして、何らかの形で感謝の気持ちを伝えねばならない。

お金は人間にとって重要な存在であるかもしれないが、決してお金で解決できる問題ではない。大量の札束を謝罪の気持ちとして、大地や動植物、土壌微生物らに捧げたとしても、肥料にもエサにもならない。地球にとって、まったくうれしいことではない。これまで我々を生かしてくれた相手に対して、我々ができることは何なのか？　これは、そう難しいことではないはずだ。

まず、加害者である人間が被害者である地上の生物に対して、これまで支えてきてくれたことに感謝の気持ちを伝えると同時に、過去の行為に対する謝罪を行う必要があるだろう。これは、言葉通りのことで、心の中で行うだけでも構わない。イメージするのが難しければ、緑の多い公園にでも出掛けて行ってみてほしい。ここが出発点である。その後にさらなる行動がともなっていくはずだ。

人間はすぐにはお金最優先の考え方を改めることはできない。だが、お金以上に優先すべきものが存在することを常に念頭において行動していくことは可能である。地上の動植物への愛を示す結果として、例えば、大地に戻せない素材や、繰り返しリサイクルできない素材を使用した商品を販売する場合には、消費税を高率に課し、大地に負担のない商品には低率に課すなど、考えられることはたくさんあると思われる。その場合、最も高価な商品の一つが原発によって生み出される電力である。電力に色付けは困難であるとしても、発電方法によって異なる税率を課す方法を考え出すことはできるだろう。

ガン発生の真犯人は、自然を壊し続けてきた人間だ！

人間のライフスタイルも考え直す必要がある。我々は一極集中の都市計画を進め、仕事を求めて田舎から都会に出ては、核家族や単身で生活を行うようになった。小さな戸建て住宅やマンションが大地を覆う。緑が減り、水も空気も汚染され、災害に弱くなる。個々人がバラバラに暮らすことで、家族に対する愛を欠いていくだけでなく、地球への愛も欠き、不健康かつ不経済となっている。

人間が健康に暮らしていくには、安心できる家族が必要である。家族が一緒に暮らしていれば、1人当たりの化石燃料の消費量が抑えられ、地球に対する負担を軽減できる。人間がバラバラに暮らすほど、地球環境への負担が大きくなり、人間関係が希薄になるほど、様々な犯罪や精神疾患も増える。

だが、産業界からすれば、家族の構成員がバラバラに暮らしてくれれば、一家に一台の商品が複数台売れることになる。家も2軒以上必要になる。食品の消費量も増える。個々人の不経済な暮らしが産業界に対しては経済的な貢献ではあるが、地球には負担をかけている。そして、意識が麻痺し、自分の命を支えてくれてきた恩人である地球に対して、感謝の気持ちを示さなくなる。そもそも、たとえ時間が掛かろうとも、地上における汚染を浄化してくれていたのは、常に大地や海、微生物たちであったにもかかわらず……。

草や木だけが生える土地を、無駄に遊ばせまいとして、お金を生むマンションや駐車場に変える。原発事故が起こり、除染活動を行うためには、草を取り除き、木を切り倒したいと考えるようになる。除染のことを考えると、人々はアスファルトやコンクリートで大地が覆われ、排水設備がしっかりとしている場所で暮らしたいと考える。

汚染された大地を洗い流した水は川へ行き、海に向かう。汚染された水は、雨となって大地に戻ってくる。我々は汚染された魚や野菜を食べるようになる。病気になれば、無駄にお金を使うことになるが、医療業界は助かる。

このような現状こそ、本来、不経済と言えるはずである。ババ抜きのように、汚染物質を他人のところに移動しても、結局、自分のところに戻ってくるにもかかわらず、我々はその継続を選択しているのだ。

我々は地球のために軌道修正を行おうとしても、お金に動かされる産業界の壁と向き合う。そして、我々はその産業界を構成する1企業の1人として生きていることも思い知らされる。そこで、結局のところ、現状を受け入れる。

だが、この先は自滅であることは明らかである。それでいいのだろうか？　今の地球はまだ健康だと言えるのだろうか？　そして、将来、あなたも健康でいられるのだろうか？

多くの企業はＰＲのために環境問題に取り組んでいるという姿勢を見せる。本当に、心の底から、地球に感謝の意を示しているのであれば、個々人のライフスタイルを見てみればわかるものだ。本来であれば、常に周囲の動植物に話しかけるぐらいの姿勢が求められるのだが、どれだけの人々が本当に触れあっているだろうか？　時には恐ろしい側面を見せつける自然ではあるが、我々は自然との調和や同調を考え、感じているだろうか？　これには、都会暮らしであろうと、地方暮らしであろうと、大きな違いはないはずだ。

本書において、筆者は海外での実態を踏まえて、抑圧されてきた各種ガン療法に加えて、ガンの原因や背景にも斬り込んだ。現時点では、まだガンの原因菌＝実行犯は必ずしもカンジダ菌とは断定できず、アルカリに弱い他の真菌のような微生物である可能性もあり、ひょっとしたら、プレオモルフィズム（多形現象）において真菌形態をとった微生物（ガン菌）が健康度の指標を越えて現実に作用していることもありうるのかもしれない。

だが、実行犯を背後で動かす真の主犯は、自然界の微生物相にアンバランス化をもたらす人間活動であったことが暴かれたと言えるだろう。これは、ガン治療に限らず、他の多くの難病治療、さらには行き詰まった我々の現代文明にも軌道修正を促す大きなヒントとなるだろう。そう、ガンの謎解きは終着点なのではなく、まさに出発点なのである。

おわりに

巨額のガン患者ビジネスをもうストップさせよう

ガンは決して不治の病ではなく、治療法が存在する代表的な病気の1つであった。だが、そのガンを理解するためには、我々人類が歩んできた道のりを真摯に振り返る必要があった。特に、外界から侵入してくる病原菌を叩くというこれまでの治療に対する考え方と、便利な生活のために農薬や化学肥料、有害な食品添加物や酸化防止剤等の使用が当たり前となってしまったライフスタイルを改めて見直すことが不可欠だった。

我々人類は利己的になり、自分たちを生かしてくれている自然環境、そして、周囲の全生物に対して愛情を示すことも、感謝の意を示すこともなくなってしまった。その結果、なるべくして自ら病気を招いていたとも言えるだろう。

ガンという難病の謎が解明され、治療法が確立されたことで、我々人類にユートピアが開けたと言えるだろうか？　確かに、長年待ち望んできた素晴らしいステージに到達したのかもしれない。だが、今後のことを考えると、我々は大きな課題を背負わされたと考える方が妥当なのではあるまいか。

なぜなら、この謎解きによって、**我々人類は生き恥を自覚し、これまでの自身の罪深き行為に対して償っていかねばならない**からである。なすべきことは分かっているが、それを本当に実行できるかどうかが試されるのである。

もちろん、患者の数や時間の問題もある。2008年の国際がん研究機関（IARC）の報告によると、同年にガンと診断された人の数は世界全体で1240万人と推定された。これは2030年までに2640万人に増えることが予想され、ガンによる死亡者数も年760万人から年1700万人に増加すると見込まれている。

本書で紹介したシモンチーニ博士やチャチョーワ博士他、真にガンを治療できる医師の数は限られている。ガンの進行には猶予《ゆうよ》はない。彼らが世界中のガン患者全員を治療することは不可能である。それればかりか、彼らの医療行為に対して制限すら設けられているのが現実だ。そのような事情もあり、現在、シモンチーニ博士もチャチョーワ博士も、直接患者個人を診るのではなく、医師らに自らの治療法を教えることに重きをおいている。それは、当然の帰結と言える。

また、自己療法として実現可能と思われる抗菌療法に関しては、専門家による検証が進み、安全な治療法であることが十分に確認されるまでは、安易に実践されてはならないものである。もちろん、現在のところ、筆者にはお勧めすることができない。自ら実践するよりも、専門家に検証を求めることの方が重要となってくるだろう。

だが、それ以上に大きな障害がある。そう、ここで再び我々の社会システムの問題に直面するのだ。この世の中は資本主義と貨幣制度によって成り立っている。そんな社会で暮らしているかぎり、我々は何らかの形で経済活動を営み、お金を稼いでいかねばならない。多くのお金をつぎ込んだ人が、優先的に利益を享受できる。特別な治療薬が開発されれば、それに要した努力が報われるべく、特許申請が認められ、利用者が相応の対価を支払うのが当たり前である。

製薬会社は利益が見込め、市場に投入できる商品を開発せねばならない。有望な商品であれば、大量生産によって、コストは削減され、価格は下がってくる。チャチョーワ博士が開発した血清・ワクチンも、大量生産されれば、おそらくはもっと安価に手に入るようになるだろう。

だが、すでに触れたように、チャチョーワ博士が開発した治療薬で簡単にガン患者が完治してしまえば、医療業界は結果的に大打撃となる。3人に1人がガンで死亡する現在、**病院の収益の3分の1はガン患者によって支えられている**と言っても過言ではない。もし病院がガン患者のためにチャチョーワ博士からワクチンや血清を取り寄せるようになるか、シモンチーニ博士の炭酸水素ナトリウム療法を提供するようになれば、病院の経営は一気に落ち込む。膨大な費用を投じ、長い年月をかけて様々な治療薬や医療機器を開発してきたメーカーも大きな収益源を失い、廃業に追い込まれるかもしれない。医師や看護師らの何割かも職を失うだろう。

我々はいつの間にか経済を回すために生きていくことに慣れてしまった。何か大きなことが忘れられてしまっているように思えるが、医療業界がガンという巨大市場を失うのが大問題であることに合点がいってしまうのだ。そして、多くの人々が常に適度に病んで、定期的に医療機関の世話になるのが望ましい現実を許してしまうのである。

医療業界に儲けの出ない療法は普及しない狂った社会システム

実は、医療業界にとって歓迎されない治療法の最たるものが、シモンチーニ博士による炭酸水素ナトリウム療法だった。

理由は2つある。1つは、炭酸水素ナトリウム（重曹）は、極めて簡単かつ安価に入手可能なことにある。どんなに品質の高いものを用いたとしても、たかが知れており、治療薬としての希少性はないに等しい。

もう1つは、決してガン治療薬として開発されたものではない炭酸水素ナトリウムを、どんな医療関係者も特許申請することは不可能なことにある。世界的に普及している重曹に対して誰も特許は取れず、製薬会社も付加価値を付けて重曹を高額販売することなど不可能なのだ。

もちろん、シモンチーニ博士やチャチョーワ博士が寝る間も惜しんで開発してきた治療薬・治療法に対して、我々が相応の対価を支払い、彼らに学んで治療を行う医師や医療機関に対しても、同様に対価を支払うことに誰も異論はないだろう。だが、炭酸水素ナトリウムは、医療業界にとってはまったく旨味がない。開発者の周辺に医薬品メーカー・投資家が乗っかれるような、市場に投入できる商品【文末注参照】ではないのである。つまり、医療業界がほとんど受益者となれずにガン治療が可能となってしまうのだ。

遡れば、今から約1500年も前の古代ヒンドゥーの医学書『ASTANGA HRDAYAM』において、強アルカリがガンのような難病治療に効くことが記載されていた。これまで我々は、なぜ先人の知恵に学んでこなかったのだろうか？　近代の医師らは単に勉強不足だったのだろうか？

いや、シモンチーニ博士によれば、そういう訳ではない。すでに触れたように、ミクロのレベルの研究には極めて高価かつ洗練された機材を必要としている。そのため組織レベルでは可能でも、医師個人レベルでは、遺伝子や分子生物学の分野にはそもそもアクセスできない。

医療業界は自分たちに利益となるような研究に対してのみ大学などの研究機関に資金を提供する。医療関係者は、そんな事情を知ってか知らでか、いつのまにか採用されそうな研究テーマを選ぶように慣らされてしまう。そして、利権の絡《から》む狭い世界での話のみが、お決まりの医学誌や他のメディアを通じて一般に伝えられる。

だが、自らの体験で痛いほど学び取ったシモンチーニ博士によれば、そんな状況は、科学、ジャーナリズム、そして政治が共謀した、強力かつ密接なネットワークによって維持されているプロパガンダであるという。

それは非常に巧妙で、科学・医学の領域が細分化されていったことに伴って、自分の専門外での異論はその分野の専門家に相手にされることはなく、科学者らは全体像を見ることができなくなっていると同時に、発言権も失っているという。

制度的・方法論的にその狭い世界で承認されたものが世の中に伝えられるシステムが構築されていて、その世界にとって不利益な情報は制度的・方法論的なバリアを使って抑圧される。

時に、指導教授や著名な先輩教授の理論と矛盾するような研究が許されなかったり、受け入れてもらえないといった些細な背景がある。そうした蓄積がおかしな医療状況に拍車をかけてしまっているというのだ。

ガンの謎を解明したことで、我々は大きな問題に改めて気付かされることとなった。この社会においては営利組織とうまくタッグを組めなければ、残念ながら普及が見込めない。そんな現実を、我々は変えていかねばならないのだ。

筆者を含め、本書の読者もそんな社会に否応もなく属し、依存し、それゆえに経済活動を営み、生活している。我々の健康や自然環境にとってマイナスとなる経済活動のすべてを今すぐ止めてしまえば、ほとんどの人々が生活していくことができなくなる。すぐに生きていけなくなるのであれば、不健康であってもしばらくは生きていける社会を維持していった方がまだましだと考える人もいるかもしれない。

だが、地球規模の環境問題を考えた場合、それではいけないことに誰もが気づいているのではなかろうか？ 本書のテーマは、そんな地球規模の革命の必要性へと導く、極めて重要なものだと考えられる。そして、我々は「自分たちさえよければ……」だけでなく、「人間さえよければ……」という思考からも脱して、本気で受益者として**地球を救う方法を模索する**とともに、たとえ小さなことであっても、自分に可能なことを少しずつ実践していく姿勢が求められよう。それが自身を病から救う唯一の方法なのではなかろうか……。

ガン克服のために必要なことはまず免疫力の強化であり、それを弱体化する抗ガン剤ではない、とシモンチーニ博士は明言する。メディアを通じて詐欺師と叩かれてきた彼の望みは、患者に苦しみを与えることなく、素早く病気を癒す抗真菌薬とその治療体系を開発・確立していくことである。もし医薬品業界が本気で取り組めば、おそらくガンに効く抗真菌薬は意外と早く見つかるだろう。チャチョーワ博士が開発した治療薬よりもはるかに安価なものが……。そうすれば、カテーテルや注射器などを使った重炭酸塩治療は必要なくなり、1日数粒の薬を飲むだけですべてのガンを克服できるようになるだろうとシモンチーニ博士は信じている。

おそらく、筆者もその通りではなかろうかと思うのだが、あくまでもこれは、より短期間で簡単に治せる治療法改良の話である。問題は、それ以前に、我々はすでにガンを克服していることを多くの人が知らないことにあるのだ……。

水守《みずもり》 啓《けい》

【注】

近年、宝酒造が親会社のタカラバイオ（株）と名古屋大学及び三重大学大学院医学系研究科との共同研究による単純ヘルペスＨＦ10治療が注目されている。この治療法は、まず深刻な病気を引き起こすことのない単純ヘルペスウイルス1型の弱毒型自然変異株ＨＦ10（以下、ＨＦ10）をヒトに感染（ガンに投与）させると、ガン細胞が溶解されて縮小する作用を利用したものである。

事の始まりは、1990年に名古屋大学の西山幸廣《にしやまゆきひろ》教授が発見したＨＦ10が正常細胞ではほとんど増殖せず、ガン細胞に感染すると増殖し、ガン細胞を死滅させることが動物実験などで確認されたことにある。2003年から翌年にかけて、名古屋大学大学院の中尾昭公《なかおあきまさ》教授が、乳ガン患者6人の患部にウイルスを注射してガン細胞の変化を見る第1段階の臨床試験が行われたところ、6人の患部のガン細胞が30～100％死滅したという。

また、2004年の情報では、転移ガンにも対処できるように、免疫増強効果を持ったタンパク質の遺伝子（サイトカイン遺伝子）をＨＦ10に組み込む遺伝子組み換え技術で進化が目指されているとのことだった。2018年に市場への投入が予定されており、国産のガン治療薬として期待されている。

注目すべきことは、このＨＦ10治療は、官民が協力した市場に投入できる商品であることだ。治癒率の程度は本書で取り上げた医師らの例には及ばないかもしれないが、いずれ庶民の手に届く治療法と思われ、現状打破の切っ掛けとなり得るのかどうか、今後の動向を見守っていきたい。

【参考文献】

本書で取り上げたシモンチーニ博士に関しては、公式ホームページ「CURE NATURALI CANCRO」(http://www.curenaturalicancro.com/)を主な情報源とさせていただいた。

サム・チャチョーワ博士(Dr. Sam Chachoua)に関しては、その研究成果や訴訟を報じた米・豪のメディアや、今や存在しないウェブサイトを通じて彼自身の言葉を参考にかつて筆者がまとめ、アップデートしたものである。その多くは拙著『超不都合な科学的真実』(徳間書店)を参考にしている。

また、抗菌療法に関しては、様々な代替医療のウェブサイトに加え、左記のウォルター・ラスト氏の記事を特に参考にさせていただいた。

"The Ultimate Cleanse" by Walter Last (http://www.health-science-spirit.com/)
"The Borax Conspiracy" by Walter Last (http://www.health-science-spirit.com/)
"Miracle Mineral Supplement – An Integrated Therapy" and "Sodium Chlorite – The Miracle mineral Solution (MMS)" by Walter Last (http://www.health-science-spirit.com/)

その他の情報は、拙著『超不都合な科学的真実［長寿の秘密／失われた古代文明］編』の他、やはり代替医療に関連したウェブサイトやウィキペディア等を参考にさせていただいた。

【免責事項】

筆者はフリージャーナリスト・サイエンスライターであり、医師ではない。

本書は、純粋に情報提供を目的に、海外での出来事を紹介したものであり、読者に特定の療法を推薦したり、助言等を行うことはできない。筆者や編集部に問い合わせていただいても詳細な情報は提供できない旨、ご理解いただきたい。

また、チャチョーワ博士の開発したＩＲＴにおいても、偽の治療を行う人々が現れたように、シモンチーニ博士の開発した炭酸水素ナトリウム療法においても、効能を過剰に謳《うた》って類似した治療、高額な斡旋《あっせん》・仲介、情報提供等を行う人々も存在する可能性がある。

念のため、先述のシモンチーニ博士の公式ホームページは、２０１４年10月現在、公式日本語ページは存在しないことを断っておきたい。残念なことに、代替医療においては、悪質な便乗ビジネスも蔓延《はびこ》る傾向があり、それも正統医学が敬遠する遠因にもなっていることもお断りしておきたい。

水守 啓／ケイ・ミズモリ

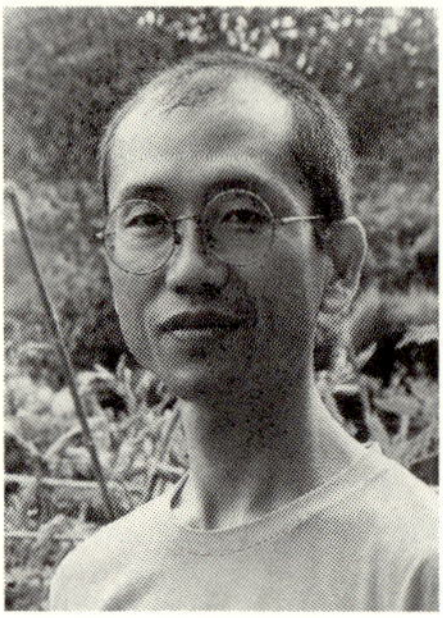

自然界の神秘をメインに「知」の周縁部を幅広く探究するサイエンス・ライター、リバース・スピーチ分析家。現在、房総半島の里山で研究・執筆活動、農作業を行うかたわら、自然との触れ合いを呼びかけた各種セミナーを企画している。著書に『超不都合な科学的真実』、『超不都合な科学的真実［長寿の謎／失われた古代文明］編』、『宇宙エネルギーがここに隠されていた』（徳間書店）、『リバース・スピーチ』（学研パブリッシング）、『「粘土食」自然強健法の超ススメ』（ヒカルランド）、訳書に『超シャンバラ』、『超巨大［宇宙文明］の真相』（徳間書店）、『新しい宇宙時代の幕開け』（ヒカルランド）等がある。

ホームページ：http://www.keimizumori.com/

ガンの原因も治療法もとっくに解明済だった！

底なしの闇の［癌ビジネス］

隠蔽されてきた「超不都合な医学的真実」

第一刷 2014年11月30日
第二刷 2017年8月8日

著者 ケイ・ミズモリ

発行人 石井健資
発行所 株式会社ヒカルランド
〒162-0821 東京都新宿区津久戸町3-11 TH1ビル6F
電話 03-6265-0852 ファックス 03-6265-0853
http://www.hikaruland.co.jp info@hikaruland.co.jp
振替 00180-8-496587

本文・カバー・製本 中央精版印刷株式会社
DTP 株式会社キャップス
編集担当 小暮周吾

ISBN978-4-86471-232-3